卓越医学人才培养认知与实践

张新华 著

科学出版社

北 京

内 容 简 介

为贯彻落实《国家中长期教育改革和发展规划纲要（2010—2020 年）》《中共中央、国务院关于深化医药卫生体制改革的意见》，加快推进临床医学教育综合改革，教育部、原卫生部于 2012 年决定共同实施卓越医生教育培养计划。本书从计划内涵解读入手，全面分析政策环境与参照标准，深入剖析以学生为中心、目标导向、持续改进等重要理念，选取培养目标、课程体系、教学方法和条件保障等关键环节进行系统阐述，并展示地方大学的探索性实践成果。全书分为八章，前三章为理论方面的探讨，中间四章是卓越医学人才培养的关键环节阐述，最后一章为探索性实践，力求为卓越医生教育培养计划的有序有效实施提供理论指导和实践借鉴。

本书适合于医学教育管理者、卓越医生教育培养计划的参与者及相关研究者阅读。

图书在版编目（CIP）数据

卓越医学人才培养认知与实践 / 张新华著. —北京：科学出版社，2017.5
ISBN 978-7-03-052567-3

Ⅰ. ①卓… Ⅱ. ①张… Ⅲ. ①医学院校–人才培养–研究–中国 Ⅳ. ①R-4

中国版本图书馆 CIP 数据核字（2017）第 082921 号

责任编辑：周　园 / 责任校对：郭瑞芝
责任印制：张　伟 / 封面设计：范　唯

科 学 出 版 社 出版
北京东黄城根北街 16 号
邮政编码：100717
http://www.sciencep.com

北京京华虎彩印刷有限公司 印刷
科学出版社发行　各地新华书店经销
*

2017 年 5 月第 一 版　　开本：B5（720×1000）
2018 年 1 月第 二 次印刷　　印张：11 7/8
字数：233 000

定价：**79.80 元**

（如有印装质量问题，我社负责调换）

前　言

为贯彻落实《国家中长期教育改革和发展规划纲要（2010—2020 年）》、《中共中央、国务院关于深化医药卫生体制改革的意见》，加快推进临床医学教育综合改革，教育部、原卫生部于 2012 年决定共同实施卓越医生教育培养计划。通过有序有效推进该计划的全面实施，培养一大批高水平医师；培养一批高层次、国际化的医学拔尖创新人才；培养大批农村基层实用型全科医生，为推进健康中国建设提供人才支撑。

作者所在单位南华大学承担了五年制临床医学人才培养模式改革试点项目、农村订单定向免费医学教育人才培养模式改革试点项目和临床医学硕士专业学位研究生"5+3"四段式培养模式改革项目。学校围绕项目有效实施，进行了积极探索和尝试，取得预期进展和初步经验。作者作为重要成员参与项目申报和实施，并在该项目实施前后，参加了本科教学工作水平评估、研究生培养过程质量评估、临床医学专业认证、本科教学工作审核评估、教学改革与质量工程项目申报与实施总结等工作。为适应工作需要，收集整理了有关政策文件资料，对卓越医学人才的内涵和专业建设的内涵进行了深入思考，关注了比较重要的教育教学理念，对课程资源、平台基地、师资能力等重要保障因素进行了理性归纳和实例整理。

本书从计划内涵解读入手，全面分析政策环境与参照标准，深入剖析以学生为中心、目标导向、持续改进等重要理念，选取培养目标、课程体系、教学方法和条件保障等关键环节进行系统阐述，并展示地方大学的探索性实践成果。全书分为八章，前三章为理论方面的探讨，第四章至第八章是卓越医学人才培养的关键环节阐述，最后一章为探索性实践，力求为卓越医生教育培养计划的有序有效实施提供理论指导和实践借鉴。

本书著述内容作为中华医学会医学教育分会和中国高等教育学会医学教育专业委员会 2016 年医学教育研究立项课题"地方大学五年制卓越医学人才培养优化对策研究"（编号：2016A-RC017）和湖南省教育科学规划课题 2016 年度省级重点资助课题"地方大学五年制卓越医学人才培养优化对策研究与实践"（编号：

XJK016AGD007）的重要组成部分，得到课题主持人、南华大学博士生导师姜志胜教授的精心指导和课题组成员的热情帮助；作为临床医学专业教育改革成果培育项目，本书的出版得到项目主持人、南华大学博士生导师文格波教授的大力支持，得到项目组唐志晗博士的课题"卓越医生培养视域下医学人文教育强化对策研究"（湘教通[2014]247号-236）的友好支持，得到项目组曾国博士的亲切指导，在此一并表示衷心感谢。

由于本书内容涉及面宽，又力求有所创新，限于作者的学识水平，书中的不足与不妥之处在所难免，诚望得到专家、读者的包容与指正。

张新华

2017 年 1 月

目　录

第一章 卓越医生教育培养计划启动与实施

为贯彻落实《国家中长期教育改革和发展规划纲要（2010—2020 年）》《中共中央、国务院关于深化医药卫生体制改革的意见》，加快推进临床医学教育综合改革，教育部、原卫生部决定共同实施"卓越医生教育培养计划"，2012 年 5 月，教育部、原卫生部印发了《关于实施卓越医生教育培养计划的意见》（教高[2012]7号）。紧接着，教育部办公厅、原卫生部办公厅发出了《关于申报第一批卓越医生教育培养计划高校的通知》（教高厅[2012]1 号），明确了申报方式和时间，标志着卓越医生教育培养计划正式启动与实施。

第一节 卓越医生教育培养计划的启动

教育部、原卫生部在《关于实施卓越医生教育培养计划的意见》中，明确了指导思想、基本原则、目标任务等事项，专家学者对改革的背景、要求、难点、重点等进行了分析研究，提出了具有指导意义的真知灼见。

一、卓越医生教育培养计划的制订与实施

（一）指导思想

贯彻落实教育规划纲要和医药卫生体制改革意见，强化医学人才是卫生事业发展第一资源的理念，遵循医学教育规律和医学人才成长规律，从我国国情出发，借鉴国际有益经验，立足长远制度建设，着眼当前突出问题，以提高人才培养水平为核心，改革人才培养模式，创新体制机制，培养适应我国医药卫生事业发展的高水平医学人才，提升我国医疗卫生服务能力、水平和国际竞争力。

（二）基本原则

"卓越医生教育培养计划"的基本原则是"立足国情，分类指导，以点带面，整体推进"。根据我国国情，遵循医学人才成长规律，科学制定医学人才的培养标准，支持不同类型医学院校参与"卓越医生教育培养计划"的实施。以试点高校的改革为重点，力争取得突破，以点带面，整体推进临床医学教育改革，全面提高医学人才培养质量。

（三）目标任务

"卓越医生教育培养计划"的目标任务包括三个层面：①适应医药卫生体制改

革的总体要求，探索建立"5+3"（五年医学院校本科教育加三年住院医师规范化培训）临床医学人才培养模式，培养一大批高水平医师；②适应国家医学创新和国际竞争对高水平医学人才的要求，深化长学制临床医学教育改革，培养一批高层次、国际化的医学拔尖创新人才；③适应农村医疗卫生服务需求，深化面向基层的全科医生人才培养模式改革，培养大批农村基层实用型全科医生。

（四）建设内容

"卓越医生教育培养计划"的建设内容包括四项人才培养模式改革，即开展五年制临床医学人才培养模式改革试点；开展临床医学硕士专业学位研究生培养模式改革试点；开展拔尖创新医学人才培养模式改革试点；开展面向农村基层的全科医生人才培养模式改革试点。

（五）专业与学校范围

明确改革试点的专业是临床医学。

明确入选"卓越医生教育培养计划"的高校应具备以下基本条件：

申报"拔尖创新医学人才培养改革试点"的高校为教育部批准举办八年制临床医学教育的高等学校。

申报"临床医学硕士专业学位研究生培养模式改革试点"的高校应具有临床医学硕士专业学位授予权。

申报"'3+2'三年制专科临床医学教育人才培养模式改革试点"的高校为举办三年制专科临床医学专业的高校。

申报"农村订单定向免费本科医学教育人才培养模式改革试点"的高校为承担农村订单定向免费本科医学教育任务的高校。

支持省级部门协调组织的全省（区、市）"5+3"全科医生培养或"5+3"住院医师规范化培训试点立项。

（六）管理机构

1. 成立"卓越医生教育培养计划"委员会 委员会由相关部委组成，负责计划重要政策措施的制定和决策，重要问题的协商解决，指导计划的组织实施工作。委员会办公室设在教育部高等教育司。

2. 成立"卓越医生教育培养计划"专家委员会 专家委员会负责论证高校申请"卓越医生教育培养计划"的申报方案以及"卓越医生教育培养计划"的评价工作。

（七）审批程序

1. 项目申报

（1）各高等学校结合本校的办学定位、服务面向和办学优势与特色等，申报相应的试点项目。

（2）中央部委所属高等学校直接向教育部提出申请，申报名额不限。

（3）省属高等学校向所在地省级教育行政部门提出申请，每省（区、市）推荐开展五年制本科临床医学人才培养模式改革试点的高校不超过两所；推荐开展"3+2"三年制专科临床医学教育人才培养模式改革试点的高校不超过两所，优先推荐已获得中央财政支持实训基地建设或中央财政支持重点专业建设的高校；推荐开展其他试点项目的高校名额不限。

（4）申报改革试点项目的省属高等学校和申报临床医学硕士专业学位研究生培养模式改革试点的高等学校，必须有所在地省级卫生行政部门意见。

2. 方案评价　"卓越医生教育培养计划"专家委员会对高等学校的申报方案进行评价，形成论证意见。

3. 计划审批　"卓越医生教育培养计划"委员会根据专家论证意见进行审批。

（八）建设周期

"卓越医生教育培养计划"实施周期为十年，分批进行立项建设，2012 年批准第一批试点高校。有关高校根据《教育部卫生部关于实施卓越医生教育培养计划的意见》（教高[2012]7 号）和《教育部办公厅、卫生部办公厅关于申报第一批卓越医生教育培养计划高校的通知》（教高厅[2012]1 号）的要求提出改革试点申请，并递交项目申报书。根据地方教育、卫生行政部门的初审意见，教育部、原卫生部共同组织专家对提交的项目实施方案进行审核，确定了第一批卓越医生教育培养计划项目试点高校 125 所，改革试点项目 178 项，其中拔尖创新医学人才培养模式改革试点项目 26 项，五年制临床医学人才培养模式改革试点项目 72 项，农村订单定向免费医学教育人才培养模式改革试点项目 39 项，"3+2"三年制专科临床医学教育人才培养模式改革试点项目 41 项。

（九）监督检查

1. 年度评议　参与"卓越医生教育培养计划"实施的高等学校定期进行交流和总结，提交年度进展报告，专家委员会对计划实施情况进行年度评议。

2. 适时评价　适时对计划的实施情况进行评价，对评价不合格的高校调整出该计划。

（十）政策支持

1. 多项改革支持　支持参与高校围绕"卓越医生教育培养计划"的实施，在招生、培养模式、课程体系等方面进行改革，并重点支持临床医学硕士专业学位的发展。

2. 新增学位点支持　对开展五年制临床医学人才培养模式改革试点和农村

订单定向免费本科医学教育人才培养模式改革试点，且仅具有学士学位授予权的高等学校，在新增临床医学硕士专业学位授予单位和授权点工作中予以优先支持。

3. 专业学位研究生招生支持 对开展临床医学硕士专业学位研究生培养模式改革试点的高等学校，在临床医学硕士专业学位研究生招生政策改革上给予支持。

4. 质量工程支持 在"高等学校本科教学质量与教学改革工程"中优先支持试点高校临床医学专业的改革发展。

5. 合作交流支持 优先支持试点高校临床医学专业的学生参与国际合作交流，包括公派出国留学、实习、交换学生等；优先支持试点高校相关青年骨干教师出国进修学习。

二、"卓越医生教育培养计划"内容的理解与把握

（一）改革的背景

"卓越医生教育培养计划"（以下简称"卓医计划"）的核心任务是改革培养模式。因此，人才培养模式的现状、问题和改革趋势则成为这一计划提出的重要背景。综合有关专家的研究资料，我国高等医学教育体系和培养模式需要在以下方面进行完善。

1. 完善学制与培养目标定位

（1）五年制培养目标定位于通科医师，培养出来的医学专门人才具有基础扎实、适应面宽的特点，学生毕业后基本上面向基层医疗单位择业，为我国基层医疗卫生服务体系的建立和实现人人享有基本医疗卫生服务的目标提供了人才支撑，满足了高等教育大众化的需求。因此，五年制本科教育培养模式比较规范成熟，不失为我国医学教育主流模式的基础。但五年制本科教育培养模式还存在着学制偏短，基础学习和临床训练不够到位等缺陷。在毕业后教育制度确立并完善的条件下，对五年学制作适当的延伸，是需要并正在探索的现实问题。

（2）八年制医学教育侧重于与高等医学教育精英化的国际趋势接轨，培养目标强调基础扎实，初步具备向专科医师发展的基础。承担八年制医学教育的学校进行了积极的探索与丰富的实践，正在进行总结和完善，并注意到学位授予类型及其标准的明确界定，但还需要细化落实到培养方案之中。

（3）欧美等国培养的医学博士（MD）授予的均是专业学位，学生毕业后均从事临床医师的工作。如果攻读科学博士学位（PhD），毕业后在医院则不能从事临床工作，只能从事实验室或生命科学研究。在我国，过去很多年来科学学位的硕士或博士既要做研究工作又要做临床工作，但临床训练存在不足。目前，卫生行政部门和医疗卫生单位在医师执业准入条件中明确了医学学位类型的界定，并区分了医学科学学位和专业学位人才的不同职业岗位。在相关政策的指引下，

培养单位医学院校在培养这两类不同人才时也注意到了培养目标的区分，但在各培养环节的贯彻落实中还存在一些差距。

2. 细化学校教育和毕业后教育、继续教育的衔接　建立起制度化的住院医师规范化培训体制和标准要求明确的医师执业准入制度，理顺两种不同类型学位（专业学位与科学学位）与执业准入及职业层级的关系，已经取得了明显进展，制度设计已经完成。教育部门—医学院校和卫生部门—医疗卫生单位通力合作，力求形成医教协同机制，构建完整的医学教育体系，实现学校教育与毕业后教育、职业准入之间的无缝对接。但落实的具体机制和相关保障措施还有待细化和深入。

3. 注重"以人为本、以学生为本"和"医术为重、医德为先"理念的体现　大量研究成果和实践经验总结展现出的一种共识是，临床医学教育必须充分体现以人为本、以学生为本的理念，临床医学人才培养必须充分体现"医术为重、医德为先"的理念，并且已经在政府文件层面明确了这些要求。但是，如何在学校教育阶段通过培养方案尤其是课程体系、教学计划、教学内容、教学方式方法的改革优化，将这些理念贯彻落实到每一个培养环节，收到更好的效果，仍然有较大的探索空间。

这些需要改革和完善的内容虽然是针对高等医学教育体系和培养模式的，但对于推动临床医学专业教育的体系和模式改革同样适用。培养适应健康中国建设需求、适应科学技术发展、适应医学教育标准要求的临床医学人才，必须改革培养模式，从目标定位、课程体系，到教学内容、教学方法，再到支撑条件、质量监控体系，都需要进行审视、改进和完善。

（二）改革的要求

《教育部卫生部关于实施卓越医生教育培养计划的意见》（以下简称《意见》）明确了临床医学人才培养模式改革的四大项要求。2013年，首都医科大学党委书记李明教授在《中国高等教育》杂志上撰文指出，这四大项改革的覆盖面，几乎囊括了临床医学教育的所有类别，也几乎与所有类型的医学高等院校相关。这些改革包含教学内容、方法、课程、教材、评价等几乎所有教育教学元素，是对人才培养模式的全面、系统、深刻的改革。通过试点，逐步推开，达到《意见》提出的目标，即"力争取得突破，以点带面，整体推进临床医学教育改革，全面提高我国医学人才培养质量"。《意见》明确了改革的四项具体要求：

1. 对五年制临床医学专业人才培养模式改革要求　"卓医计划"强调的是以强化医德素养和临床实践能力为核心，包含一系列教学元素和环节的综合改革，即教学理念要树立"学生是教学主体"的观念；教学内容要强化医德素养和临床实践能力的培养；课程体系要推进医学基础与临床课程的整合；教学方法要以学生为中心，推行启发式、探究式、讨论式、参与式教学，倡导小班教学、小班讨论，形成学生自主学习能力；考核方法要建立形成性和终结性相结合的全过程评定体系；教学过程既要将医德教育贯穿医学教育全过程，又要加强医教结合，强化临床实践教学环节，严格临床实习过程管理，实现早临床、多临床、反复临床；教学目标是使医学生具备关爱病人、尊重生命的职业操守和解决临床实际问题的能力。

2. 对临床医学专业硕士培养模式改革要求　"卓医计划"强调的是建立起五年医学院校本科教育加上三年住院医师规范化培训的"5+3"临床医学专业硕士培养模式。此模式要实现临床专业的硕士招生和住院医师招录、硕士培养与住院医师规范化培训、硕士学位授予标准与临床医师准入标准、硕士生毕业证和执业医师资格证、硕士学位证和住院医师规范化培训合格证的有机结合与衔接，强化临床医学专业硕士临床实践能力的培养培训，为培养大批高水平、高素质临床医师打下坚实的基础。

李明教授指出，上述两项改革，具有很强的关联性。依照教育部和原卫生部对临床医学教育综合改革的部署，今后一段时期，我国临床医学人才培养体系的主体，将是"5+3"，即以五年医学院校教育加上三年住院医师规范化培训为主体的院校教育、毕业后教育和继续教育有效衔接的临床医学人才培养体系。这一培养体系的建立完善，将为国家源源不断地培养输送一大批高水平医师，为健康中国建设提供人才支持。

3. 对长学制临床医学人才培养模式改革要求　"卓医计划"着眼于培养少而精、国际化的医学拔尖创新人才。在改革内容设计上，突出宽厚的学科基础，加强自然科学、人文科学和社会科学教育；突出导师制和学生自主学习、终身学习和创新思维能力的培养；突出医教研结合，强化临床思维和临床能力培养，强化科研创新潜质的培养；突出培养过程的国际交流与合作，拓展学生的国际视野。由此培养医学生具有成为临床医学领军人物的潜能。

4.对面向农村基层的全科医生人才培养模式改革要求　强调立足实用，建立起"3+2"（三年医学专科教育加两年毕业后全科医生培训）的助理全科医生培养模式；建立起农村订单定向免费本科医学教育人才培养模式。改革内容突出强化服务农村、基层的荣誉感和责任感教育；突出根据"预防、保健、诊断、治疗、康复、健康管理"六位一体的基层医疗卫生服务要求，优化调整教学内容和课程设置；突出增加基层医疗卫生机构的实习、实践，早临床、多临床，提高学生对常见病、多发病、传染病和地方病等疾病的诊疗能力和基本卫生服务能力。由此培养大批面向乡村、服务基层的下得去、用得上、留得住的实用型全科医生。

（三）改革的难点

李明教授认为，"卓医计划"在某种程度上，就是对既往改革成果的确认和继承，但同时，作为国家对临床医学教育教学整体改革的推进，又的确是对以往改革的超越，不仅范围广、层次多，而且触及临床医学教育的诸多难点和体制机制突破，需要实践者用心去破解。

1. **"推进医学基础与临床课程整合"** 1910 年以来，美国医学教育形成了医学基础课程和临床课程分设，分别在大学和教学医院完成基础医学和临床医学教学的现代医学教育的课程模式。这种设置加强了医学教育的现代科学基础和临床技能，成为美国医学教育获得巨大成功的重大改革措施，也成为一个世纪以来全世界医学教育主流的课程模式，做法是低年级医学生在医学院进行基础医学课程学习，高年级医学生在教学医院进行临床医学课程学习、实习。这种模式在运行半个世纪后，基础医学和临床医学由分段教学逐步变成了分离教学甚至隔离教学，同时，社会对医学生更好解决临床问题提出了更高的期待。科学技术的发展、办学条件的改善，为基础与临床的紧密结合提供了前提和条件，促使一些知名医学院校在教学上开始思考和尝试新的教学方式，如以病人为中心、以问题为中心、以学习成果为中心等。这些教学方式触及课程内容的设置依据，可以依据学科也可以依据器官，在知识传授、技能培训的组织上出现了不同的模式，通过充分的论证和谨慎的尝试，取得的重要进展之一就是课程整合。医学基础与临床课程整合正在成为医学教育改革的方向之一。但是，究竟怎么整合、整合多少并没有现成的答案，在我国，比较成功的实例也还很少。

2. **"以学生为中心开展教学，形成学生自主学习能力"** "卓医计划"的五年制改革项目和长学制改革项目，都明确提出了以学生为中心增强学生自主学习能力的问题。以教师为中心的教学以教师讲、学生听为特征，通常是满堂灌为主的讲授式教学，"教"是第一性的，教师是教学的主体。以学生为中心的教学则把学生自主学习置于中心地位，"学习"是第一性的，教师起学习的引导、服务作用，强调师生互动，更多采取讨论式、启发式、探究式、小组化等多种教学形式的组合，学生是教学的主体。但是，我国绝大多数医学院校的教学基本形式仍然是以教师为中心的教学。实现以教师为中心向以学生为中心的转变，意义是明确的，共识也是具备的，但是，改革任务很艰巨，成熟道路也很长，探寻路径、措施和策略尤为重要。李明教授提出了六个"需要"，即需要教育理念真正改变；需要全体教师教学组织行为作出改变；需要全体学生学习行为作出改变；需要考核方式和教学管理、教学评价作出改变；需要大大强化足以支撑全体学生自主学习的图书资料、多媒体课件等学术资源的建设；需要全体教师成为真正的"学习型"教师，具有在学生学习全过程中提供个性化指导的能力。

3. **"实现早临床、多临床、反复临床"** 1978 年恢复本科教育规范办学以来，临床医学专业教学一直安排了临床实践、实习环节，但由于体制、机制、规模、资源等多种原因的影响，导致我国医学教育临床实践总体现状还不够好，出现了进入临床的进程安排晚、能够接触的临床机会少、可以强化学习的条件难等突出问题，因此，"卓医计划"强调要"实现早临床、多临床、反复临床"。解决这些问题，需要医教协同，教育和卫生主管部门、高等学校和临床基地共同发力，从体制、机制上寻找突破口。

针对这些难点，需要抓住带有共性的四个关键环节进行改革，就是要切实转变教师和教育管理者教育教学理念；切实强化医教结合提高医学生的临床能力；切实推行以学生学习为中心的医学教学方式；切实强化医学师资培训以提高教师在改革中的执行力和创造力。对这些问题在后面的章节中将进行相应探讨。

第二节　卓越医学人才的内涵认识与培养路径

卓越医生教育培养计划的目标要求、任务措施虽然明确，但其内涵认识和培养路径仍有深入探索的空间，而且，对于地方院校而言，做到端正认识、正确理解更有现实的必要性。以下试图从空间、时间维度探讨"卓越医生"内涵，从目标定位、课程体系、教学方法、条件保障、运行机制等方面探讨培养路径构建。

一、卓越医学人才的内涵探析

"卓医计划"中的"卓越"其字面意义是"非常优秀，超出一般"。但不宜据此认为该计划的实施目的是要培养"非常优秀，超出一般"的临床医学人才。全面审视该计划的提出背景、整体目标、实施方式和管理办法，不难看出，该计划是借助"卓越"一词的"优秀"、"非凡"的基本意义，重在发挥引申意义，正如《教育部卫生部关于实施卓越医生教育培养计划的意见》(教高[2012]7号)所指出的：就是要"遵循医学教育规律和医学人才成长规律，从我国国情出发，借鉴国际有益经验，立足长远制度建设，着眼当前突出问题，以提高人才培养水平为核心，改革人才培养模式，创新体制机制，培养适应我国医药卫生事业发展的高水平医学人才，提升我国医疗卫生服务能力、水平和国际竞争力"。

正如前面所述，五年制本科医学教育培养模式比较规范成熟，不失为我国医学教育主流模式的基础。因此，选择五年制临床医学人才培养作为对象，讨论"卓越"内涵，以便提示"卓医计划"的"基本的"的含义。

根据《意见》所明确的五年制临床医学人才培养模式改革试点的建设内容，可从空间和时间维度上深入认识"卓越"的内涵，进而树立相应观念，引导培养模式改革。

（一）在空间维度上，必须适应外部需求和内部要求

1. 培养适应地方医疗卫生事业发展需要的五年制临床医学人才　全面建成小康社会需要推进健康中国建设，实现人人享有基本医疗卫生服务，重点和难点都在广大的县乡地区，因此"保基本、强基层"成为新一轮医改的方针。近年来，通过适度扩大招生规模满足数量需求，通过调整培养方案和课程体系满足县乡医

疗机构对医疗卫生人才的知识技能要求。但是，与"规模"、"规格"同等重要的还有"地方需求响应"。这一"响应"关系到"卓医计划"实施的现实意义能否充分实现，如果培养的五年制临床医学人才大多数不愿意到县级医疗机构就业，不能成为基层医疗机构的骨干人才，那么，实施"卓医计划"的初衷就没有完全实现。因此，相对于开展该类项目的现实意义而言，"卓越"的内涵之一就是要高度响应地方需求，并将此作为实施"卓医计划"项目的重要观念和重要目标，处理好"医学精英教育"与"毕业生县乡服务"的关系，通过各种措施，使培养的五年制临床医学人才大部分能够愿意到县级医疗机构就业，在"保基本、强基层"的医改目标中做出积极贡献。

2. 培养全面达到本科医学教育标准要求的临床医学专业人才　无论在省地城市还是在县乡医疗机构执业的临床医生，都是临床医学专门人才，都必须全面达到《本科医学教育标准》要求。这个标准对五年制临床医学人才培养的目标做出了知识、技能、素质三大方面35条具体规定，2016年版修订为科学和学术、临床能力、健康与社会、职业素养四大领域34条具体规定。这是基本要求也是"底线"要求，归纳起来就是要培养具备初步临床能力、终身学习能力和良好职业素质的医学毕业生。因此，相对于人才培养的基本要求而言，"卓越"的内涵之一就是要全面对标和达标，并将此作为实施"卓医计划"项目的重要观念和重要目标，通过各种措施，使培养的五年制临床医学人才全部"合格"。

（二）在时间维度上，务求达成近期目标和远期目标

1. 培养能够及时取得执业资格的临床医学专业人才　国家执业医师资格考试是行业准入考试，是评价申请医师资格者是否具备从事医师工作所必需的专业知识与技能的考试。执业医师资格考试具有法定意义，是否通过执业医师资格考试是区分"合法"和"非法"行医从业的分界线。执业医师资格考试的内容和方式既具有稳定性又具有发展性，无论是实践技能考试还是医学综合考试，无论是目前执行的毕业后一年内参加考试还是改革后的分段考试，都需要举办临床医学专业教育的高校高度关注执业医师资格考试通过率。因此，相对于行业准入的法定要求而言，"卓越"的内涵之一就是要务求毕业生全部能够取得行医从业资格，并将此作为实施"卓医计划"项目的重要观念和重要目标，通过各种措施，使培养的五年制临床医学人才在规定的时间内全部通过执业医师资格考试，全部成为合法的从业者。

2. 培养全面具备岗位胜任能力的临床医学专业人才　五年制临床医学专业本科毕业生作为一名临床医学从业人员，必须有能力从事医疗卫生服务工作，必须能够在日新月异的医学进步环境中保持其医学业务水平持续更新。这就要求临床医学专业学生在本科毕业后，通过住院医师或专科医师规范化培训、学位提升或继续医学教育，获得足够的岗位胜任能力，即具备孙宝志教授领衔研究提出的

中国临床医生 8 种岗位胜任力：临床技能与医疗服务能力、职业精神与素养、医患沟通能力、团队合作能力、疾病预防与健康促进、医学知识与终生学习能力、信息与管理能力、学术研究能力。这些核心能力的培养和获得，都需要以本科学习为基础、为起点。因此，相对于执业能力的发展要求而言，"卓越"的内涵之一就是要务求毕业生能够不断取得岗位胜任能力，并将此作为实施"卓医计划"项目的重要观念和重要目标，通过各种措施，使培养的五年制临床医学人才在职业发展中能够与时俱进，成为始终称职的专业技术人才。

适应内外需求，兼顾远近目标，达到《本科医学教育标准》明确的目标要求，即具备初步临床能力、终身学习能力和良好职业素质，对这些能力和素质进行细化和延伸，可形成五年制卓越医学人才培养内涵的要素构成（表 1-1）。只要所培养的五年制临床医学本科人才具备了这些能力和素质，从个体而言就能够发展成为合法的、称职的医师执业者，从整体而言就能够为社会培养输送大批急需的、合格的医疗卫生专业技术人才。如果实现了地方需求响应度高、培养目标达成度高、执业资格通过率高、岗位胜任支撑度高，那么，"卓越"的内涵便得以明晰和充实，"卓医计划"的改革要求便得以实现。

表 1-1　五年制卓越医学人才培养内涵要素构成

卓越要素	基本要求	特别指向
初步临床能力	具备合格执业医师所要求的基础知识、基本理论和基本技能	高度达成培养目标
终身学习能力	具备"规培"制度下和"互联网+"条件下的信息获取与管理能力	高度胜任岗位要求
良好职业素质	具备精诚合一的传统医学精神和担当奉献的职业价值追求	高度响应地方需求

二、卓越医学人才的培养路径

仍以五年制临床医学人才培养为对象，讨论卓越医学人才培养模式改革的基本路径。

《意见》对五年制临床医学教育综合改革试点的重要内容明确为：更新教育教学观念，确定学生在教学中的主体地位，强化医学生医德素养和临床实践能力培养；改革教学内容与课程体系，推进医学基础与临床课程的整合；创新教育教学方法，积极开展以学生为中心和自主学习为主要内容的教育方式和教学方法改革，推行启发式、探究式、讨论式、参与式教学，倡导小班教学、小班讨论；完善评价考核方法，建立形成性和终结性相结合的全过程评定体系；加强医教结合，强化临床实践教学环节，严格临床实习过程管理，实现早临床、多临床、反复临床，培养医学生关爱病人、尊重生命的职业操守和解决临床实际问题的能力。这些规定为构建地方高校五年制卓越医学人才的培养路径提供了基本架构。

（一）抓准目标定位

地方高校五年制卓越医学人才培养，在对知识、能力、素质等基本的定位要素予以明确的基础上，要特别注意明确三个方面的定位：一是服务面向定位，就是要为县级医疗卫生机构培养输送本科人才、为基层医疗卫生机构培养输送骨干人才，为百姓"最近一公里看病"提供高水平专业服务；二是层次类型定位，就是培养高素质应用型人才，不是培养拔尖人才；三是知识能力定位，就是培养具有发展潜质的人才，向上能提升学历学位层次，向下能引领基层医疗技术进步。在当前县乡级医疗卫生机构本科人才十分紧缺的情况下，在"卓医计划"实施中特别关注服务面向这一定位具有显著的现实意义。

（二）抓优课程体系

应当认为，临床医学专业的课程体系已经比较完善、比较成熟，之所以进一步强调优化课程体系，是因为从目标定位的前提出发，需要突出服务地方的应用型人才培养要求，把医学基础与临床课程的整合作为难点切实推进。对于制订培养方案和课程体系，理论探索成果较多，无论是平台课程划分，还是模块课程设置，都有基本的样式可以遵循，如《本科医学教育标准》提出的 6 大课程模块；又无论是基于器官系统的课程体系或者是基于临床问题的课程体系，国内外也都有积极的尝试，形成了可以借鉴的范例。但是，地方大学的五年制"卓医计划"项目的课程体系构建还需要特别关注三个问题：一是考虑所在地方的疾病谱，开设一些特定课程或增加特定课程内容；二是强化职业价值观教育，将地方医疗卫生事业发展状况纳入教学内容，增强响应地方需求的紧迫感和使命感；三是课程整合的数量和程度的合理确定，一般情况下，纵向整合的难度和意义要大于横向整合，要把可行性作为论证的重要内容，充分考虑改革的风险性、可行性和公平性，谨慎推进课程整合。

（三）抓好教学方法

教学方法多种多样，只要是适宜的有效的就是好的。传统的讲授式教学，有优点当然也有不足。近年来，倡导了问题式学习（PBL）、案例式学习（CPL）等教学方式方法，并取得一些进展。但从总体看，采用较多的教学形式还是以教师为中心的讲授式教学。地方大学招生规模较大，生源质量多数处于中等水平，教师的教学能力也是参差不齐。因此，五年制"卓医计划"项目的教学方法改革需要特别关注两个问题：一是正确了解和充分评估某一新的教学方式方法的适应性，把基本程式、适应范围、对教师和学生的要求、对教学环境条件的要求认识清楚，准确把握，方可应用；二是把教师教的方法、学生学的方法和教学效果评价方法一并纳入教学方法的改革方案，进行系统设计，整体推进，而且要对形成性评价方式的多样性给予足够的关注。

（四）抓牢条件保障

以培养目标为导向，以课程体系为支撑，以教学方法为手段，共同形成地方高校五年制卓越医学人才培养方案的整体架构，而对这一架构运行具有保障作用的则是教学条件。经过第一轮本科教学工作水平评估，经过专业认证，应当认为一般的教学条件已经具备，无论是生均数量还是质量档次都已达到较高水准。但是，对于地方高校的五年制"卓医计划"项目的教学条件改善也还需要特别关注两点：一是基础实验教学平台的充足性、先进性和效用性，也就是实验教学场所、环境、设备设施配置的数量、档次和开放使用效益；二是临床实践教学基地条件的充足性、多基地教学的同质性和虚拟模拟教学的适度性，应确保每一位学生的临床教学质量得到充分保证。

（五）抓实学风建设

学风建设的核心任务是要指导和帮助学生增强对国家和社会的责任感，树立正确的世界观、人生观、价值观，端正学习态度、学习目的、学习方法，提高学习效率效果和质量。学风建设是常规工作，需要常抓常新，要在载体、方式、途径上谋创新，出新招，求实效。对于地方高校的五年制"卓医计划"项目的学风建设也需要特别关注两点：一是把学习指导与培养目标的达成紧密结合起来，班主任、辅导员和任课教师都要将自己的教育教学和管理工作置于培养目标之下，服务于培养目标；二是把帮助学生成长成才与引导学生主动服务于县乡基层医疗卫生事业发展紧密结合起来，为实现服务面向定位夯实思想观念基础。

（六）抓活运行机制

一个专业的改革运行通常涉及观念先导、师资保证和资源配置，涉及教师、学生、管理人员、政府部门等多个主体。地方高校的五年制"卓医计划"项目的运行机制构建在观念更新的前提下还要把握三个重点：要积极构建学生自主学习能力促成机制，在教学方式方法上、教学支撑条件上、教师自身能力提升上，下大功夫，真正改变、改革、改进、改善；要积极用好医教协同机制，为课程体系的优化、早临床多临床反复临床的实现、学生思维能力和创新能力的培养，创造更加优越的环境和条件；要积极创新师资队伍建、管、用机制，在改善结构、提升水平的基础上，着力提高师资对于教学改革的响应度、执行力和创造性。

第二章 卓越医学人才培养政策环境与参照标准

培养卓越医学人才是一项系统工程，需要用系统思维、系统方法来做顶层设计。在培养系统中政策要求和标准要求构成两大子系统，从外部和内部协同作用，极具刚性与活力。国家教育、卫生、财政、人力资源与社会保障等部门制定出台了一系列政策，为卓越医学人才培养提供了良好的政策环境；国际和国家制定或修订的医学教育标准权威性高，指导性强，为推进卓越医学人才培养提供了重要参照和努力方向。

第一节 卓越医学人才培养的政策环境

培养卓越医学人才涉及社会需求、培养输送、使用管理、职业发展等方面，因此，国家有关部门从不同层面和角度制定了一系列的文件，政策和措施日益明确，对于培养卓越医学人才具有重要的引导和保证作用。

一、医药卫生体制改革政策环境

（一）中共中央、国务院出台《关于深化医药卫生体制改革的意见》

2009 年 3 月 17 日，中共中央、国务院出台了《关于深化医药卫生体制改革的意见》[以下简称《意见》（1）]。

1.《意见》（1）指明了深化医药卫生体制改革的重要性、紧迫性和艰巨性 《意见》（1）指出：医药卫生事业关系亿万人民的健康，关系千家万户的幸福，是重大民生问题。深化医药卫生体制改革，加快医药卫生事业发展，适应人民群众日益增长的医药卫生需求，不断提高人民群众健康素质，是贯彻落实科学发展观、促进经济社会全面协调可持续发展的必然要求，是维护社会公平正义、提高人民生活质量的重要举措，是全面建设小康社会和构建社会主义和谐社会的一项重大任务。

新中国成立以来，特别是改革开放以来，我国医药卫生事业取得了显著成就，覆盖城乡的医药卫生服务体系基本形成，疾病防治能力不断增强，医疗保障覆盖人口逐步扩大，卫生科技水平迅速提高，人民群众健康水平明显改善，居民主要健康指标处于发展中国家前列。尤其是抗击非典取得重大胜利以来，各级政府投入加大，公共卫生、农村医疗卫生和城市社区卫生发展加快，新型农村合作医疗和城镇居民基本医疗保险取得突破性进展，为深化医药卫生体制改革打下了良好基础。同时，也应该看到，当前我国医药卫生事业发展水平与人民群众健康需求及经济社会协调发展要求不适应的矛盾还比较突出。城乡和区域医疗卫生事业发展不平衡，资源配置不合理，公共卫生和农村、社区医疗卫生工作比较薄弱，医疗保障制度不健全，药品生产流通秩序不规范，医院管理体制和运行机制不完善，政府卫生投入不足，医药费用上涨过快，个人负担过重，对此，人民群众反映强烈。

从现在到 2020 年，是我国全面建设小康社会的关键时期，医药卫生工作任务繁重。随着经济的发展和人民生活水平的提高，群众对改善医药卫生服务将会有更高的要求。工业化、城镇化、人口老龄化、疾病谱变化和生态环境变化等，都给医药卫生工作带来一系列新的严峻挑战。深化医药卫生体制改革，是加快医药卫生事业发展的战略选择，是实现人民共享改革发展成果的重要途径，是广大人民群众的迫切愿望。

深化医药卫生体制改革是一项涉及面广、难度大的社会系统工程。我国人口多，人均收入水平低，城乡、区域差距大，长期处于社会主义初级阶段的基本国情，决定了深化医药卫生体制改革是一项十分复杂艰巨的任务，是一个渐进的过程，需要在明确方向和框架的基础上，经过长期艰苦努力和坚持不懈地探索，才能逐步建立符合我国国情的医药卫生体制。因此，对深化医药卫生体制改革，既要坚定决心、抓紧推进，又要精心组织、稳步实施，确保改革顺利进行，达到预期目标。

2.《意见》（1）明确了深化医药卫生体制改革的指导思想、基本原则和总体目标　《意见》（1）指出：深化医药卫生体制改革的总体目标是，建立健全覆盖城乡居民的基本医疗卫生制度，为群众提供安全、有效、方便、价廉的医疗卫生服务。到 2011 年，基本医疗保障制度全面覆盖城乡居民，基本药物制度初步建立，城乡基层医疗卫生服务体系进一步健全，基本公共卫生服务得到普及，公立医院改革试点取得突破，明显提高基本医疗卫生服务可及性，有效减轻居民就医费用负担，切实缓解"看病难、看病贵"问题。到 2020 年，覆盖城乡居民的基本医疗卫生制度基本建立。普遍建立比较完善的公共卫生服务体系和医疗服务体系，比较健全的医疗保障体系，比较规范的药品供应保障体系，比较科学的医疗卫生机构管理体制和运行机制，形成多元办医格局，人人享有基本医疗卫生服务，基本适应人民群众多层次的医疗卫生需求，人民群众健康水平进一步提高。

3.《意见》（1）提出了完善医药卫生四大体系，建立覆盖城乡居民的基本医疗卫生制度框架　《意见》（1）指出：要建设覆盖城乡居民的公共卫生服务体系、医疗服务体系、医疗保障体系、药品供应保障体系，形成四位一体的基本医疗卫生制度。四大体系相辅相成，配套建设，协调发展。

4.《意见》（1）提出了完善体制机制，保障医药卫生体系有效规范运转等要求　《意见》（1）指出：要完善医药卫生的管理、运行、投入、价格、监管体制机制，加强科技与人才、信息、法制建设，保障医药卫生体系有效规范运转。要着力抓好五项重点改革，力争近期取得明显成效。要积极稳妥推进医药卫生体制改革，提高认识，加强领导；突出重点，分步实施；先行试点，逐步推开；加强宣传，正确引导。

（二）国务院出台《关于建立全科医生制度的指导意见》

2011年7月1日，国务院出台了《关于建立全科医生制度的指导意见》（国发[2011]23号）[以下简称《意见》（2）]。

1.《意见》（2）指明了建立全科医生制度的重要性和必要性 《意见》（2）指出：建立全科医生制度是保障和改善城乡居民健康的迫切需要；建立全科医生制度是提高基层医疗卫生服务水平的客观要求；建立全科医生制度是促进医疗卫生服务模式转变的重要举措。

2.《意见》（2）明确了建立全科医生制度的指导思想、基本原则和总体目标

（1）指导思想：按照深化医药卫生体制改革的总体思路，适应我国经济社会发展阶段和居民健康需求变化趋势，坚持保基本、强基层、建机制的基本路径，遵循医疗卫生事业发展和全科医生培养规律，强化政府在基本医疗卫生服务中的主导作用，注重发挥市场机制作用，立足基本国情，借鉴国际经验，坚持制度创新，试点先行，逐步建立和完善中国特色全科医生培养、使用和激励制度，全面提高基层医疗卫生服务水平。

（2）基本原则：坚持突出实践、注重质量，以提高临床实践能力为重点，规范培养模式，统一培养标准，严格准入条件和资格考试，切实提高全科医生培养质量。坚持创新机制、服务健康，改革全科医生执业方式，建立健全激励机制，引导全科医生到基层执业，逐步形成以全科医生为主体的基层医疗卫生队伍，为群众提供安全、有效、方便、价廉的基本医疗卫生服务。坚持整体设计、分步实施，既着眼长远，加强总体设计，逐步建立统一规范的全科医生制度；又立足当前，多渠道培养全科医生，满足现阶段基层对全科医生的需要。

（3）总体目标：到2020年，在我国初步建立起充满生机和活力的全科医生制度，基本形成统一规范的全科医生培养模式和"首诊在基层"的服务模式，全科医生与城乡居民基本建立比较稳定的服务关系，基本实现城乡每万名居民有2～3名合格的全科医生，全科医生服务水平全面提高，基本适应人民群众基本医疗卫生服务需求。

3.《意见》（2）提出了逐步建立统一规范的全科医生培养制度要求 《意见》（2）指出：要规范全科医生培养模式；要统一全科医生规范化培养方法和内容；要规范参加全科医生规范化培养人员管理；要统一全科医生的执业准入条件；要统一全科医学专业学位授予标准；要完善临床医学基础教育；要改革临床医学（全科方向）专业学位研究生教育；要加强全科医生的继续教育。

4.《意见》（2）安排了近期培养合格全科医生的多种渠道 《意见》（2）指

出：为解决当前基层急需全科医生与全科医生规范化培养周期较长之间的矛盾，近期要采取多种措施加强全科医生培养，力争到 2012 年每个城市社区卫生服务机构和农村乡镇卫生院都有合格的全科医生。要大力开展基层在岗医生转岗培训；要强化定向培养全科医生的技能培训；要提升基层在岗医生的学历层次；要鼓励医院医生到基层服务。

5. **《意见》(2) 提出了全科医生执业方式改革要求**　《意见》(2) 指出：要引导全科医生以多种方式执业；政府要为全科医生提供服务平台；要推行全科医生与居民建立契约服务关系；要积极探索建立分级医疗和双向转诊机制；要加强全科医生服务质量监管。

6. **《意见》(2) 明确了全科医生的激励机制**　《意见》(2) 指出：应当按签约服务人数收取服务费；要规范全科医生其他诊疗收费；要合理确定全科医生的劳动报酬；应完善鼓励全科医生到艰苦边远地区工作的津补贴政策；应拓宽全科医生的职业发展路径。

7. **《意见》(2) 还明确了相关保障措施**　这些措施包括：完善相关法律法规；加强全科医生培养基地建设；合理规划全科医生的培养使用；充分发挥相关行业协（学）会作用。要切实加强组织领导；认真开展试点推广；做好舆论宣传引导。

二、医师规范化培训政策环境

（一）国家卫生与计划生育委员会（以下简称卫计委）等 7 部门出台《关于建立住院医师规范化培训制度的指导意见》

2013 年 12 月 31 日，国家卫计委、中央机构编制委员会办公室、国家发展和改革委员会、教育部、财政部、人力资源和社会保障部、国家中医药管理局等 7 部委，联合出台了《关于建立住院医师规范化培训制度的指导意见》（国卫科教发 [2013]56 号）[以下简称《意见》(3)]。《意见》(3) 对招收对象、培训模式、培训招收、培训基地、培训内容和考核认证等医学教育措施做出了规范的制度性安排，对财政、人力资源社会保障、发展改革等相关政策保障做出了明确规定。《意见》(3) 是科学的顶层设计，是基本的制度安排，有利于实现我国医师培养的标准化、规范化、同质化，有利于为 13 亿人民群众提供安全、有效、高水平的医疗预防保健康复服务，特别是有利于把全科医生规范化培养落到实处，从人才培养方面为实行分级诊疗奠定坚实基础。因此，建立住院医师规范化培训制度，是我国深化医药卫生体制改革和医学教育改革的重大举措，是保障和改善民生的务实之举，是建立符合行业特点的人才培养制度的有益探索和重要组成部分，也是我国医学教育赶超国际先进水平、逐步实现现代化的必然选择。

1. **《意见》(3) 明确了指导思想、基本原则和工作进程**

（1）指导思想。深入贯彻落实科学发展观，实施"科教兴国、人才强国"战略，紧密结合我国经济社会发展要求，按照深化医药卫生体制改革的总体部署，立足基本国情，借鉴国际经验，遵循医学教育和医学人才成长规律，从制度建设入手，完善政策，健全体系，严格管理，建立健全住院医师规范化培训制度，全面提高我国医师队伍的综合素质和专业水平。

（2）基本原则。坚持政府主导、部门协同、行业牵头、多方参与，建立健全住院医师规范化培训工作机制。坚持统筹规划、需求导向、稳妥推进、逐步完善，积极开展住院医师规范化培训工作。坚持统一标准、突出实践、规范管理、注重实效，切实提高医师队伍执业素质和实际诊疗能力。

（3）工作进程。到2015年，各省（区、市）全面启动住院医师规范化培训工作；到2020年，基本建立住院医师规范化培训制度，所有新进医疗岗位的本科及以上学历临床医师均接受住院医师规范化培训。

2.《意见》（3）构建了住院医师规范化培训制度框架

（1）制度内涵。住院医师规范化培训是指医学专业毕业生在完成医学院校教育之后，以住院医师的身份在认定的培训基地接受以提高临床能力为主的系统性、规范化培训。住院医师规范化培训制度是对招收对象、培训模式、培训招收、培训基地、培训内容和考核认证等方面的政策性安排。

（2）招收对象。拟从事临床医疗工作的高等院校医学类专业（指临床医学类、口腔医学类、中医学类和中西医结合类，下同）本科及以上学历毕业生，或已从事临床医疗工作并取得执业医师资格证书，需要接受培训的人员。

（3）培训模式。"5+3"是住院医师规范化培训的主要模式，即完成5年医学类专业本科教育的毕业生，在培训基地接受3年住院医师规范化培训。

（4）培训招收。卫生计生行政部门会同有关部门制订中长期规划和年度培训计划。培训基地依据核定规模，按照公开公平、双向选择、择优录取的原则，主要通过招收考试形式，招收符合条件的医疗卫生单位委派人员和社会人员参加培训。根据医疗保健工作需求，适当加大全科以及儿科、精神科等紧缺专业的招收规模。

（5）培训基地。培训基地是承担住院医师规范化培训的医疗卫生机构，依据培训需求和基地标准进行认定，实行动态管理，原则上设在三级甲等医院，并结合当地医疗资源实际情况，将符合条件的其他三级医院和二级甲等医院作为补充，合理规划布局。区域内培训基地可协同协作，共同承担有关培训工作。全科医生规范化培养基地除临床基地外还应当包括基层医疗卫生机构和专业公共卫生机构。

（6）培训内容。包括医德医风、政策法规、临床实践技能、专业理论知识、人际沟通交流等，重点提高临床诊疗能力。

（7）考核认证。包括过程考核和结业考核。合格者颁发统一制式的"住院医师规范化培训合格证书"。

3.《意见》（3）明确了多种保障措施

（1）编制保障。机构编制部门在制定医疗卫生机构编制标准时，将有关机构承担的住院医师规范化培训任务作为核定编制时统筹考虑的因素。

（2）人员管理与待遇保障。培训对象是培训基地住院医师队伍的一部分，应遵守培训基地的有关管理规定，并依照规定享受相关待遇。单位委派的培训对象，培训期间原人事（劳动）、工资关系不变，委派单位、培训基地和培训对象三方签订委托培训协议，委派单位发放的工资低于培训基地同等条件住院医师工资水平的部分由培训基地负责发放。面向社会招收的培训对象与培训基地签订培训协议，其培训期间的生活补助由培训基地负责发放，标准参照培训基地同等条件住院医师工资水平确定。具有研究生身份的培训对象执行国家研究生教育有关规定，培训基地可根据培训考核情况向其发放适当生活补贴。临床医学专科学历毕业生参加 2 年毕业后培训"3+2"，培训期间的有关人员管理和待遇参照上述原则并结合当地实际执行，培训内容及标准等另行制订。

（3）经费保障。建立政府投入、基地自筹、社会支持的多元投入机制。政府对按规划建设设置的培训基地基础设施建设、设备购置、教学实践活动以及面向社会招收和单位委派培训对象给予必要补助，中央财政通过专项转移支付予以适当支持。各地要充分利用已支持建设的全科医生规范化培养基地的条件，在住院医师规范化培训中发挥应有的作用。

4. 《意见》（3）提出了密切相关政策衔接的具体要求

（1）学位衔接。探索住院医师规范化培训与医学硕士专业学位（指临床、口腔、中医，下同）研究生教育有机衔接的办法，逐步统一住院医师规范化培训和医学硕士专业学位研究生培养的内容和方式。取得"住院医师规范化培训合格证书"并符合国家学位要求的临床医师，可授予医学硕士专业学位；符合住院医师规范化培训管理要求，按照住院医师规范化培训标准内容进行培训并考核合格的医学硕士专业学位研究生，可取得"住院医师规范化培训合格证书"。

（2）执业注册。规范化培训前已取得"执业医师资格证书"的培训对象，应当将培训基地注册为执业地点，可不限执业范围。培训期间尚未取得"执业医师资格证书"的，可在具有执业资格的带教师资指导下进行临床诊疗工作。培训期间，可依照《执业医师法》相关规定参加国家医师资格考试，取得执业医师资格后，医师执业证书应当注明类别，可不限执业范围，但应当按照有关规定填写相应规范化培训信息。培训结束后，根据实际情况确定执业范围和地点，依法办理相应执业注册变更手续。

（3）政策引导。在全面启动住院医师规范化培训的省（区、市），将取得"住院医师规范化培训合格证书"作为临床医学专业中级技术岗位聘用的条件之一。住院医师规范化培训合格者到基层医疗卫生机构工作，可提前 1 年参加全国卫生专业技术中级资格考试，同等条件下优先聘用。培训对象到基层实践锻炼的培训时间，可计入本人晋升中高级职称前到基层卫生单位累计服务年限。申请个体行医，在符合规定条件的前提下，卫生计生行政部门应当予以优先，并逐步将参加住院医师规范化培训合格作为必备条件。

（4）建立培训供需匹配机制。加强部门协同，逐步建立临床医学专业毕业生数量、住院医师规范化培训基地培训容量与临床医师岗位需求量相匹配的机制。

5. 《意见》（3）强化了组织领导　包括抓好组织落实、促进各地均衡发展、发挥有关行业组织作用、做好舆论宣传。

（二）国家卫计委等 8 部委出台《关于开展专科医师规范化培训制度试点的指导意见》

2015 年 12 月 14 日，国家卫计委、国务院深化医药卫生体制改革工作领导小组办公室（医改办）、国家发展和改革委员会、教育部、财政部、人力资源和社会保障部、国家中医药管理局、中国人民解放军总后勤部卫生部等 8 部委出台了《关于开展专科医师规范化培训制度试点的指导意见》（国卫科教发[2015]97 号）[以下简称《意见》（4）]。《意见》（4）指出，专科医师规范化培训是毕业后医学教育的重要组成部分，是在住院医师规范化培训基础上，继续培养能够独立、规范地从事疾病专科诊疗工作临床医师的必经途径，在国际医学界有广泛共识和长期实践。抓紧构建与住院医师规范化培训制度紧密衔接的专科医师规范化培训制度，是深化医药卫生体制改革的重要举措，对于医教协同完善我国医师培养体系、整体提升临床医疗水平和质量、满足人民群众日益增长的医疗需求、打造健康中国具有重大意义。

1. 《意见》（4）明确了指导思想、基本原则和工作目标

（1）指导思想。按照深化医药卫生体制改革的总体部署，适应临床医疗工作对专科医师队伍发展建设的需求，遵循医学教育规律和人才成长规律，立足中国国情，借鉴国际先进经验，有效衔接住院医师规范化培训，积极探索、勇于创新、扎实推进，开展专科医师规范化培训制度试点。

（2）基本原则。坚持面向临床、整体设计的原则，开展制度试点。坚持政府主导、多方参与的原则，建立体制机制。坚持统一标准、强化胜任力导向的原则，确保培训质量。坚持以点带面、逐步普及的原则，确保专科医师规范化培训制度试点工作平稳有序开展。

（3）工作目标。2016 年，遴选有条件的专科启动试点工作，总结经验，完善政策，在总结评估的基础上逐步推开，力争到 2020 年在全国范围初步建立专科医师规范化培训制度，形成较为完善可行的组织管理体系、培训体系和有效的政策支撑体系，形成完整的毕业后医学教育制度，培养一批高素质的合格临床专科医师。

2. 《意见》（4）明确了开展专科医师规范化培训制度试点的主要任务

（1）明确试点内涵。通过试点实践，研究完善专科医师规范化培训的专科设置、培训对象、培训基地、培训内容与标准、培训招收、培训模式、培训考核等

教育培训工作要求和组织管理实施体制机制，以及相关人事待遇、经费保障、学位衔接等配套政策措施，形成更为清晰明确、严格规范、易于操作、效果良好的政策制度。

（2）设置培训专科。以疾病诊疗需求为基础，根据临床专科人才培养规律和学科发展规律，借鉴国际有益经验，在对现行临床专业设置目录和住院医师规范化培训专业目录进行深入研究论证的基础上，统一设置专科医师规范化培训专科。

（3）规定培训对象。完成住院医师规范化培训并取得合格证书，拟从事某一专科临床工作的医师或需要进一步整体提升专业水平的医师；具备中级及以上医学专业技术资格，需要参加专科医师规范化培训的医师；医学博士专业学位（指临床医学、口腔医学、中医，下同）研究生。

（4）认定培训基地。全国统一制定专科医师规范化培训基地认定标准。承担专科医师规范化培训工作的医疗机构及科室必须经过严格遴选、规范认定，具备相应的培训条件与能力。培训基地设在经过认定的条件良好的三级医疗机构，培训基地下设若干专科基地，专科基地由本专科科室牵头，会同相关轮转培训科室等组成。符合条件具有专科优势的其他有关医疗卫生机构根据需要可作为协同单位，纳入相应专科培训体系，共同承担一定的培训工作。培训基地实行动态管理。

（5）做好培训招收。国务院卫生计生行政部门会同地方省级卫生计生行政部门、有关行业组织，根据行业需求、培训能力等因素，确定不同专科的培训规划和年度招收计划。培训基地依据国务院卫生计生行政部门确定的培训计划名额，遵循公开公平、双向选择、择优录取的原则，面向全国招收符合条件的培训对象参加培训，重点向中西部地区特别是集中连片特困地区倾斜。地方省级卫生计生行政部门（含中医药管理部门，下同）依据国务院卫生计生行政部门有关规定，协助做好专科医师规范化培训招收工作。

（6）规范培训模式。专科医师规范化培训以住院医师规范化培训为基础和前提。除具备中级及以上专业技术资格的临床医师外，专科医师规范化培训对象应先按有关规定接受住院医师规范化培训，并取得"住院医师规范化培训合格证书"。专科医师规范化培训以参加本专科的临床实践能力培训为主，同时接受相关科室的轮转培训和有关临床科研与教学训练。依据各专科培训标准与要求，培训年限一般为2~4年。

（7）严格培训考核。参加培训的人员在培训期间要通过基地组织的培训过程考核，培训结束后要按照规定参加全国统一的结业理论考试和临床实践能力考核。按要求完成培训并通过结业考核者颁发国家统一制式的"专科医师规范化培训合格证书"，并作为从事专科医师工作的重要条件。

3.《意见》（4）提出了加强专科医师规范化培训制度试点的管理要求

（1）规划培训数量。国务院卫生计生行政部门会同地方省级卫生计生行政部门、有关行业组织、专科医师规范化培训基地，根据临床医疗工作对专科医师人才的需求及试点工作需要，研究公布试点期间的专科医师规范化培训年度招收计划。加强医教协同，教育部门在设置医学博士专业学位授权点、指导高校制定医学博士专业学位研究生招生计划时，要统筹考虑专科医师岗位需求，密切与卫生计生部门的沟通协调。

（2）强化质量控制。探索建立以岗位胜任力为导向的专科医师规范化培训质量控制体系。严格培训标准和培训基地认定标准。建立专科医师规范化培训监测评估机制，对培训基地加强检查指导，实行动态管理，建立不合格基地退出机制。完善临床带教师资的遴选、培训、激励与使用管理工作，将带教任务完成情况作为培训基地临床医师绩效考核、薪酬发放和职称晋升的重要依据。培训基地要按照培训标准和培训基地认定标准要求，完善设施条件，健全规章制度，合理配置教学资源，规范学员招收和培训过程管理，严格落实培训计划，指导培训对象完成培训任务，达到规定的培训目标要求。

4.《意见》（4）提出了完善专科医师规范化培训制度试点的保障措施

（1）规范培训人员管理与待遇。参加专科医师规范化培训的人员是培训基地临床医师队伍的一部分，应遵守培训基地的有关管理规定，并依照规定享受同级同类人员相关待遇。单位委派的培训对象，培训期间原人事（劳动）、工资关系不变，委派单位、培训基地和培训对象三方签订委托培训协议，培训基地向其发放适当生活补助。面向社会招收的培训对象与培训基地签订培训协议，其培训期间的生活补助由培训基地负责发放，标准参照培训基地同等条件专科医师工资水平确定。具有医学博士专业学位研究生身份的培训对象执行国家研究生教育有关规定，培训基地可根据培训考核情况向其发放适当的生活补贴。

（2）密切教育、医疗、人事等政策衔接。专科医师规范化培训应与住院医师规范化培训紧密衔接，逐步形成一体化的培训体系。推进与医学博士专业学位研究生教育有机衔接，研究生在读期间的临床培训须严格按照专科医师规范化培训标准实施，并符合相关工作要求；完成专科医师规范化培训并通过结业考核者，在符合国家学位授予要求前提下，可申请授予相应的医学博士专业学位。在符合规定条件的前提下，申请个体行医时对专科医师规范化培训合格者予以优先。在全面启动专科医师规范化培训试点的省（区、市），可将取得"专科医师规范化培训合格证书"作为临床医学专业高级技术岗位聘用的优先条件之一。

5.《意见》（4）还明确了积极稳妥推进要求　包括：加强组织领导；发挥行业组织作用；精心组织试点工作；做好舆论宣传。

三、临床医学人才培养政策环境

（一）教育部、卫生部出台《关于实施临床医学教育综合改革的若干意见》

2012 年 5 月 6 日，教育部、卫生部联合出台了《关于实施临床医学教育综合改革的若干意见》(教高[2012]6 号)[以下简称《意见》(5)]。《意见》(5)指出,为贯彻落实胡锦涛同志在庆祝清华大学建校 100 周年大会上的重要讲话精神和《国家中长期教育改革和发展规划纲要(2010—2020 年)》《中共中央国务院关于深化医药卫生体制改革的意见》《国务院关于建立全科医生制度的指导意见》,深化医学教育改革,全面提高人才培养质量,促进医学教育更好地服务于医药卫生事业发展的需要,服务于人民群众提高健康水平的需求,特实施临床医学教育综合改革。

1.《意见》(5)明确了指导思想和工作原则 深入贯彻落实教育规划纲要和医药卫生体制改革意见,遵循医学教育规律,推进临床医学教育综合改革,着力于医学教育发展与医药卫生事业发展的紧密结合,着力于人才培养模式和体制机制的重点突破,着力于医学生职业道德和临床实践能力的显著提升,全面提高医学人才培养质量,加快面向基层的全科医生培养,为发展医药卫生事业和提高人民健康水平提供坚实的人才支撑。按照"整体设计、分步实施、重点突破、大力推进"的工作原则实施改革。

2.《意见》(5)提出了改革目标和主要任务 优化临床医学人才培养结构,建立医学人才培养规模和结构与医药卫生事业发展需求有效衔接的调控机制;实施"卓越医生教育培养计划",更新教育教学观念,改革人才培养模式,创新教育教学方法和考核评价方法,加强医学生职业道德教育,加强全科医学教育,加强临床实践教学能力建设,提高人才培养水平;加强医学教育质量保障体系建设,建立医学教育专业认证制度;深化综合性大学医学教育管理体制改革,加快世界一流和高水平医学院建设,为医药卫生事业又好又快发展培养高素质医学人才。

3.《意见》(5)明确了改革重点和主要举措

(1)优化临床医学人才培养结构。包括:

1)调控临床医学专业招生规模。相对稳定临床医学专业招生总体规模。"十二五"期间,原则上不增设医学院校,不增设临床医学专业点。根据国家和地方卫生服务需求及医学教育资源状况,确定临床医学专业点的招生数量,对临床医学专业招生规模过大的省市、高校,缩减招生数量。

2)构建"5+3"为主体的临床医学人才培养体系。逐步优化医学教育学制学位体系。适应医药卫生体制改革的总体要求,逐步建立"5+3"(五年医学院校教育加上三年住院医师规范化培训)为主体的院校教育、毕业后教育和继续教育有效衔接的临床医学人才培养体系,培养一大批高水平医师;适应国家医学创新和国际竞争对高水平医学人才的要求,深化长学制临床医学教育改革,培养少而精、国际化的医学拔尖创新人才;适应农村基本医疗卫生服务需求,按需办好三年制临床医学教育,培养农村实用型助理全科医生。

(2)实施"卓越医生教育培养计划"。包括:

1)改革五年制本科临床医学人才培养模式。以强化医学生职业道德和临床实践能力为核心，深化五年制临床医学专业教育教学改革。更新教育教学观念，改革教学内容、教学方法与课程体系，创新教育教学和评价考核方法，将医德教育贯穿医学教育全过程。推进医学基础与临床课程整合，推进以学生自主学习为导向的教学方法改革，完善以能力为导向的形成性与终结性相结合的评定体系，加强医教结合，强化临床实践教学环节，增加基层见习，严格临床实习过程管理，实现早临床、多临床、反复临床，培养医学生关爱病人、尊重生命的职业操守和解决临床实际问题的能力。

2）改革临床医学硕士专业学位研究生培养模式。建立临床医学硕士专业学位研究生培养与住院医师规范化培训有效衔接的制度。着力推动研究生招生和住院医师招录相结合，研究生培养与住院医师规范化培训相结合，专业学位授予标准与临床医师准入标准有机衔接，硕士研究生毕业证书、硕士专业学位证书授予与执业医师资格证书、住院医师规范化培训合格证书颁发有机结合的临床医学硕士专业学位研究生教育改革，强化临床实践能力培养培训，为培养大批高水平、高素质临床医师打下坚实的基础。

3）改革长学制临床医学人才培养模式。深化长学制医学教育改革，加强自然科学、人文科学和社会科学教育，为医学生的全面发展奠定宽厚的基础；改革教学方式，提高学生自主学习、终身学习和创新思维能力；建立导师制，强化临床能力培养，提升医学生的临床思维能力；促进医教研结合，培养医学生临床诊疗和科研创新的潜质；推动培养过程的国际交流与合作，拓展医学生的国际视野，为培养一批高层次、国际化的医学拔尖创新人才奠定基础。

4）改革面向农村基层的全科医生人才培养模式。围绕农村医疗卫生服务的基本要求，深化三年制专科临床医学专业人才培养模式改革，探索"3+2"（三年医学专科教育加两年毕业后全科医生培训）的助理全科医生培养模式；深化农村订单定向免费本科医学教育改革，实施早临床、多临床教学计划，探索集预防保健、诊断治疗、康复、健康管理于一体的全科医生人才培养模式，提高医学生对常见病、多发病、传染病和地方病的诊疗能力，培养大批面向乡镇卫生院、服务农村医疗卫生需求的下得去、用得上、留得住的全科医生。

（3）推进临床实践教学能力建设。包括：

1）加强临床教师队伍建设。明确附属医院专业技术人员的教学责任和义务。研究制定临床教师队伍建设规划，完善临床教师编制管理办法；严格临床教学职务的聘任制度，把教学工作水平作为聘任教师专业技术职务的重要条件；加强对临床教师的培训，提升临床教师教学能力和水平，鼓励建立临床与基础相结合的教学团队；建立稳定的临床教学管理机构和队伍。

2）加强临床教学基地建设。高等医学院校要高度重视附属医院的建设和管理，把附属医院教学、科研建设纳入学校发展整体规划，整合资源，加强指导和支持；加大投入，在"985工程"、"211工程"、重点学科、国家重点实验室建设等项目中加强对附属医院教学、科研的支持；加大对附属医院在医学教育改革、研究生培养机制改革、研究生教育创新计划、医学专业学位工作等方面的政策支持。附属医院要加强医疗服务、教学、科研的规范化管理，不断提高医疗服务质量、教学和科研水平。高等医学院校要大力加强社区和公共卫生等基层实践教学基地建设，增强医学生对人民群众的感情和基层防病、治病的能力。教育、卫生行政部门共同研究制定各类临床教学基地标准，加强临床教学基地的规范化建设；结合住院医师规范化培训基地的建设，在高等学校附属医院等医疗卫生机构，建设一批集医学生实践教学、住院医师规范化培训、继续教育培训为一体的临床技能综合培训中心。

（4）深化综合性大学医学教育管理体制改革。包括：

1）推进医学教育管理体制改革。举办医学教育的高等学校要遵循高等教育规律和医学教育规律，进一步完善医学教育的管理层级和运行机制，理顺治理关系，履行好对医学教育的统筹规划、宏观管理、资源投入、领导干部队伍建设和管理职责；切实利用综合性、多科性大学学科汇聚、综合实力较强的办学优势，大力推进医学与其他学科的资源共享、学科交叉融合；充分发挥医学院（部、中心）统筹、协调和管理医学教育的功能，促进医学院（部、中心）与附属医院、临床医学专业与医学相关专业的统筹协调发展，提升资源利用率、人才培养质量和协同创新能力，促进高等医学教育更好更快发展。

2）加大开展共建医学院校工作的力度。教育部、卫生部共建一批部属高校医学院（部、中心），促进医学教育改革，加强医学教育教学、科研和医疗服务能力建设。教育部、卫生部与地方政府共建一批地方医学院校，推动卫生人才培养和区域医疗卫生事业发展。

（5）加强临床医学教育质量评价制度建设。包括：

1）建立临床医学教育专业认证制度。开展以《本科医学教育标准——临床医学专业》为依据，以学校自评为基础，教育部门和卫生行业共同组织实施的临床医学教育专业认证工作。"十二五"期间，总结经验，研究借鉴国际医学教育规范，进一步完善符合国际医学教育规范的我国临床医学教育专业认证标准和认证程序，扩大试点范围，完善政策体系；2020年完成高等学校临床医学专业首轮认证工作，建立起具有中国特色与国际医学教育实质等效的医学专业认证制度。建立健全临床医学本科专业教育和专业学位研究生教育准入制度。

2）探索建立医学生实习资格认定制度。逐步形成临床医学教育分阶段质量监控机制，确保医学生临床实习阶段的实践能力培养质量。探索建立医学生实习执照制度，为医学生临床实践教学活动提供制度保障。

4.《意见》（5）还做出了组织管理和试点安排

（1）组织管理。完善教育部、卫生部医学教育宏观管理工作协调机制，加强医学教育综合改革的宏观指导、政策保障和经费支持。教育部、卫生部成立临床医学教育综合改革专家组，负责临床医学教育综合改革的指导、咨询和检查评估工作。

（2）改革试点与建设项目。包括：

1）开展五年制临床医学教育综合改革试点。教育部、卫生部根据区域教育、卫生规划要求，确定若干所高等医学院校开展五年制医学教育综合改革试点，形成一批以人才培养模式改革为重点的示范性改革成果，带动其他医学院校深化改革，提高质量。

2）开展拔尖创新医学人才培养综合改革试点。教育部、卫生部依托举办八年制临床医学教育的高等学校，结合区域医疗中心的建设，确定若干所高校开展拔尖创新医学人才培养综合改革试点。

3）开展面向农村基层的全科医生人才培养模式改革试点。各省（区、市）教育、卫生行政部门根据本地区农村卫生人才服务需求，推荐若干所举办三年制专科临床医学专业教育的高等学校开展助理全科医生培养模式改革试点；在承担农村订单定向本科免费医学教育的高等学校中遴选改革试点，探索满足农村基本医疗卫生服务需求的临床医学人才培养模式。

4）开展临床医学硕士专业学位研究生教育改革试点。结合国家住院医师规范化培训制度的建设，改革临床医学硕士专业学位研究生培养模式，支持有条件的省、市和高等医学院校开展综合改革试点，探索临床医学硕士专业学位研究生教育与住院医师规范化培训有机结合的人才培养新模式。

5）建立国家医学实践教学示范基地。与国家发展改革委等部门加强合作，依托高校附属医院和区域医疗中心，建设一批国家临床技能综合培训中心。建设并认定一批医学生社区、公共卫生等基层实践教学基地。

6）建立国家转化医学平台。与财政部等部门加强合作，依托一批举办医学教育的高水平综合性大学，建立一批转化医学平台，创新体制机制，促进基础医学、生命科学等多学科研究成果向临床医学转化，提高临床医学教学、科研和医疗服务水平。

（二）教育部等 6 部门出台《关于医教协同深化临床医学人才培养改革的意见》

2014 年 6 月 30 日，教育部、国家卫计委、国家中医药管理局、国家发展和改革委员会、财政部、人力资源和社会保障部等 6 部委联合出台了《关于医教协同深化临床医学人才培养改革的意见》（教研[2014]2 号）[以下简称《意见》（6）]。《意见》（6）指出，为深入贯彻党的十八大和十八届三中全会精神，全面落实教育规划纲要，建立适应行业特点的人才培养制度，更好地服务医药卫生体制改革和卫生计生事业发展，特深化临床医学（含口腔、中医等，以下同）人才培养改革。

1. 《意见》（6）明确了指导思想和总体目标

（1）指导思想。以邓小平理论、"三个代表"重要思想、科学发展观为指导，立足基本国情，借鉴国际经验，遵循医学教育规律，以"服务需求，提高质量"为主线，医教协同，深化改革，强化标准，加强建设，全面提高临床医学人才培养质量，为卫生计生事业发展和提高人民健康水平提供坚实的人才保障。

（2）总体目标。到2020年，基本建成院校教育、毕业后教育、继续教育三阶段有机衔接的具有中国特色的标准化、规范化临床医学人才培养体系。院校教育质量显著提高，毕业后教育得到普及，继续教育实现全覆盖。近期任务，加快构建以"5+3"（5年临床医学本科教育+3年住院医师规范化培训或3年临床医学硕士专业学位研究生教育）为主体、以"3+2"（3年临床医学专科教育+2年助理全科医师培训）为补充的临床医学人才培养体系。

2.《意见》（6）明确了主要举措

（1）深化院校教育改革，提高人才培养质量。包括：

1）建立临床医学人才培养与卫生计生行业人才需求的供需平衡机制。国家和各省级卫生计生行政部门（含中医药管理部门，下同）根据卫生计生事业发展需要，研究提出全国和本地区不同层次各专业人才需求规划、计划；国家和各省级教育行政部门及高等医学院校，根据人才需求及医学教育资源状况，合理确定临床医学专业招生规模及结构，对临床医学专业招生规模过大或教育资源不能满足现有培养规模的地区和高等医学院校，调减招生规模。加强对医学院校设置、区域布局、专业结构、招生规模、教学资源配置的宏观调控。提升人才培养质量，重点加大对中西部地区高等医学院校的支持，缩小区域、院校和学科专业之间培养水平的差距。大力支持中医（含中西医结合、民族医）人才培养。

2）深化临床医学专业五年制本科生培养改革。加大教学改革力度，加强医学人文教育和职业素质培养，推进医学基础与临床课程整合，完善以能力为导向的评价体系，严格临床实习实训管理，强化临床实践教学环节，提升医学生临床思维和临床实践能力。过渡期内，在有条件的地区和高校，探索举办临床医学（儿科方向）、临床医学（精神医学方向）等专业，加强儿科、精神科等急需紧缺人才培养力度。鼓励各地和高等医学院校制定相关政策，采取有效措施，加大力度吸引优秀生源。

3）推进临床医学硕士专业学位研究生培养改革。逐步扩大临床医学硕士专业学位研究生招生规模，加快临床医学硕士专业学位研究生考试招生制度改革。2015年起，所有新招收的临床医学硕士专业学位研究生，同时也是参加住院医师规范化培训的住院医师，其临床培养按照国家统一制定的住院医师规范化培训要求进行。入学前未取得"执业医师资格证书"的临床医学硕士专业学位研究生，在学期间可按照国家有关规定以相关本科学历报名参加国家医师资格考试。按照住院医师规范化培训标准内容进行培训并考核合格的临床医学硕士专业学位研究生，可取得"住院医师规范化培训合格证书"。2015年起，将七年制临床医学专业招生调整为"5+3"一体化临床医学人才培养模式；转入硕士生学习阶段时，纳入招生单位当年硕士生招生计划及管理；在招生计划管理上，对招生单位临床医学硕士专业学位研究生予以积极支持。

4）探索临床医学博士专业学位人才培养模式改革。推进临床医学博士专业学位研究生教育与专科医师规范化培训有机衔接。在具备条件的地区或高等医学院校，组织开展"5+3+X"（X为专科医师规范化培训或临床医学博士专业学位研究生教育所需年限）临床医学人才培养模式改革试点。改革创新八年制临床医学人才培养模式，鼓励举办八年制医学教育的高等医学院校积极探索有效途径，培养多学科背景的高层次医学拔尖创新人才。

5）推进临床医学高职（专科）人才培养改革。加强专业理论知识基础教育，强化临床实践教学。建立高职院校与基层医疗卫生机构的合作机制，合理安排学生到有条件的社区卫生服务中心和乡镇卫生院进行实习、实践，提升基本医疗卫生服务能力。推进临床医学高职（专科）教育教学标准与助理全科医生培训标准有机衔接。积极开展面向农村基层的订单定向免费医学教育。

（2）建立健全毕业后教育制度，培养合格临床医师。包括：

1）建立住院医师规范化培训制度。落实《关于建立住院医师规范化培训制度的指导意见》，全面实施住院医师规范化培训。加强培训体系建设及培训过程管理，严格培训考核，不断提高培训能力和培训质量，积极扩大全科、儿科及精神科等急需紧缺专业的培训规模。到2015年，各省（区、市）全面启动住院医师规范化培训，鼓励有条件的地区在确保培训质量的基础上加快推进；到2020年，在全国范围内基本建立住院医师规范化培训制度，所有未取得"住院医师规范化培训合格证书"的新进医疗岗位的本科及以上学历临床医师均须接受住院医师规范化培训。取得"住院医师规范化培训合格证书"并达到学位授予标准的临床医师，可以研究生毕业同等学力申请并授予临床医学硕士专业学位。

2）建立专科医师规范化培训制度。积极研究建立专科医师规范化培训制度，在培训对象、专科设置、培训标准、培训基地、培训师资、考核监督、经费保障等方面作出统一制度安排，并做好与住院医师规范化培训制度的衔接，完善政策、稳步推进，不断提升培训质量。到2020年，基本建立专科医师规范化培训制度，所有符合条件应参加培训的临床医师均接受专科医师规范化培训。

3）开展助理全科医生培训。贯彻落实《国务院关于建立全科医生制度的指导意见》《全国乡村医生教育规划（2011—2020年）》，作为过渡期的补充措施，面向经济欠发达的农村地区乡镇卫生院和村卫生室，开展助理全科医生培训，培养高职（专科）起点的"3+2"执业助理医师，提高基层适用人才教育培训层次，努力提高基层医疗水平。

（3）完善继续教育体系，提升卫生计生人才队伍整体素质。包括：

1）开展面向全员的继续医学教育。以岗位职责为依据，以个人实际素质能力为基础，以岗位胜任能力为核心，通过适宜方式，有针对性地开展面向全体卫生计生人员的职业综合素质教育和业务技术培训，不断提升全体卫生计生人员的职业素质能力。

2）优化继续教育实施方式。加强培训工作的统筹管理，充分利用高等医学院校、医疗卫生机构教学资源，发挥卫生计生专业学会、行业协会组织的优势和作用，创新教育模式及管理方法，将传统教育培训方式与网络、数字化学习相结合，加快课件、教材开发，提高继续教育的针对性、有效性和便捷性。

3）强化继续教育基地和师资队伍建设。集成各类优势资源，探索完善多元筹资机制，构建专业覆盖广泛、区域布局合理、满足各级各类卫生计生人员培训需求的继续教育基地体系。鼓励优秀卫生计生人才承担继续教育教学工作，加强项目负责人和教学骨干培养，重点培养一批高素质的全科医学师资，提高继续教育质量。

3. 《意见》(6) 还明确了保障措施 包括：加强组织领导；完善教育培训体系建设；健全投入机制；强化激励措施。

2016 年 10 月 25 日，中共中央、国务院印发《"健康中国 2030"规划纲要》。共 8 篇 29 章。明确了健康中国建设的指导思想、战略主题和战略目标，提出了普及健康生活、优化健康服务、完善健康保障、建设健康环境、发展健康产业、健全支撑与保障、强化组织实施等 8 大领域的目标、任务和措施。这为培养卓越医学人才提供了宏大的社会背景、强大的政策引导和有力的支撑保障，在微观层面，为卓越医学人才培养的层次目标调适、课程体系优化、教学内容改革等，也提供了重要指引。

第二节 卓越医学人才培养的参照标准

卓越医生培养计划选择临床医学专业进行改革试点，而临床医学专业的国际和国家标准早已颁布并形成了修订版本，这为深入推进该专业的培养模式改革提供了更具权威的参照标准。

一、《本科医学教育标准——临床医学专业（试行）》

2008 年 9 月 16 日，教育部、原卫生部印发了《本科医学教育标准——临床医学专业（试行）》（教高[2008]9 号）（以下简称《标准》）。文件指出，为进一步提高医学教学质量，规范医学教育管理，教育部、卫生部委托中国高等教育学会医学教育专业委员会根据我国医学教育的实际情况，参照国际医学教育标准，研究制定了《标准》。经部分院校自评检测，教育部、卫生部审核，并经过全国医学教育工作会议讨论修改，现予印发，请遵照执行。《标准》以五年制本科临床医学专业为适用对象，提出该专业教育必须达到的基本要求，是该专业教育质量监控及教学工作自我评价的主要依据。教育部将根据此《标准》组织开展对本科临床医学专业的认证工作。

（一）《标准》的制定与适用

医学教育的根本目的是为社会提供优质的医药卫生人力资源。加强医学教育质量、保证工作，是培养高质量人才、为人民提供更好的卫生保健服务和构建以人为本的和谐社会的需要。

2002年，教育部召开医学教育标准国际研讨会，研究国际医学教育标准，部署国际标准"本土化"的研究工作。会后，教育部、卫生部设立专门项目，委托中国高等教育学会医学教育专业委员会组建了"中国医学教育质量保证体系研究课题组"。课题组以《中华人民共和国高等教育法》《中华人民共和国执业医师法》为依据，在总结我国医学教育合格评估、优秀评估、教学工作水平评估和七年制医学教育教学与学位授予工作评估经验的基础上，提出了本科临床医学专业都必须达到的各项教育要求，研究拟订了《标准》。

该标准以修业五年为基本学制的本科临床医学专业教育为适用对象，只对该专业教育工作的基本方面提出最基本要求。本科医学教育是整个医学教育连续体中的第一个阶段，其根本任务是为卫生保健机构培养完成医学基本训练，具有初步临床能力、终身学习能力和良好职业素质的医学毕业生；为学生毕业后继续深造和在各类卫生保健系统执业奠定必要的基础。医学毕业生胜任临床工作的专业能力要依靠毕业后医学教育、继续职业发展和持续医疗实践才能逐渐形成与提高。本标准全国通用，但承认不同地区和各个学校之间的差异，尊重各个学校自主办学的权利。本标准转变指导方式，不提出具体的教学计划、核心课程、教学方法等方面的强制性规定，为各学校的个性发展及办学特色留下充分的改革与发展的空间。本标准反映了医学教育面对的国际趋势、国内环境和社会期待，是制订教育计划的依据和规范教学管理的参照系，各医学院校都应据此制订自己的教育目标和教育计划，建立自身教育评估体系和教育质量保障机制。本标准用于医学教育的认证工作，一般情况下该过程包括学校自评、现场考察、提出认证建议和发布认证结论等实施步骤，不适用于医学院校的排序。

（二）《标准》的构成与内容

《标准》的第一部分是本科临床医学专业毕业生应达到的基本要求。指出，医学毕业生的质量是衡量医学院校教育质量的最终标准。本科临床医学专业教育的目标是培养具备初步临床能力、终身学习能力和良好职业素质的医学毕业生。毕业生作为一名医学从业人员，必须有能力从事医疗卫生服务工作，必须能够在日新月异的医学进步环境中保持其医学业务水平的持续更新，这取决于医学生在校期间获得的教育培训和科学方法的掌握。毕业生应达到的基本要求包括：思想道德与职业素质目标 12 条；知识目标 10 条；技能目标 13 条。

《标准》的第二部分是本科临床医学专业教育办学标准。从宗旨及目标、教育计划、学生成绩评定、学生、教师、教育资源、教育评价、科学研究、管理和行政、改革与发展等 10 个方面提出了 44 条要求。

（三）《标准》的修订与完善

到 2016 年年底，依据该《标准》，我国 142 所开办临床医学专业的大学中已有 50 多所大学进行了临床医学专业认证。工作委员会在认证实施过程中积累了大量经验，并决定适时启动我国临床医学专业认证标准的修订工作。2014 年，教育部临床医学专业认证工作委员会秘书处与中国本科医学教育标准修订工作组启动中国《本科医学教育标准—临床医学专业（试行）》的修订，2016 年定稿。

1. 修订依据　修订工作遵循 4 个依据：①世界医学教育联合会（World Federation for Medical Education，WFME）2012 年制定的《本科医学教育质量改进全球标准》；② 参照澳大利亚医学会（Australian Medical Council，AMC）、英国医学总会（General Medical Council，GMC）、医学教育联络委员会（Liaison Committee on Medical Education，LCME）等区域标准；③参考认证过程中发现的问题，有的放矢；④保留《标准》中适用的内容。

2. 修订原则　修订工作强调 3 项原则：①与 WFME 标准实质等效；②尊重医学教育规律，关注医学教育发展趋势；③科学对待中国国情问题。

3. 修订后的标准特点　修订后的标准具有 5 项特点：①引入了新的医学教育理念；②由基本标准与发展标准构成，基本标准为医学院校必须达到的本科教育标准，用"必须"表述，发展标准为国际公认的本科教育规范做法，用"应当"表述；③采用数字索引方式；④增加了必要的量化；⑤增加了注释和举例说明。

4. 修订范围

（1）对"毕业生应达到的基本要求"的修订：由"思想道德职业素质目标"（12 条）、"知识目标"（10 条）、"技能目标"（13 条），共 35 条，修订为"科学和学术"（6 条）、"临床实践能力"（14 条）、"健康与社会"（7 条）、"职业素养"（7 条），共 34 条。

（2）对"本科医学教育标准"的修订：由 10 个领域、44 个亚领域，72 条标准，33 条注释，修订为 10 个领域、40 个亚领域，113 条基本标准，80 条发展标准，92 条注释。修订后的标准分类更清晰，条理更清楚，内容更具体，基本要求更加关注健康与社会。

二、《本科医学教育质量改进全球标准》

（一）《本科医学教育质量改进全球标准》的制定与修订

世界医学教育联合会（WFME）成立于 1972 年，作为代表医学教师和医学教育机构的国际组织，致力于倡导医学教育最高的科学和道德标准，采用新的教与学方法，开展医学教育的创新管理，提高全球的医学教育质量。1998 年，WFME启动了国际医学教育标准项目，2003 年颁布了《本科医学教育全球标准》。《本科医学教育全球标准》赢得了国际社会的广泛认可，被处于不同发展阶段，具有不同教育、社会经济和文化条件的医学教育机构作为制定院校、国家及区域医学教育标准的模板，同时作为促进医学院校及其教育计划改革的杠杆，亦对国家和地区确认医学院校的水平和实施认证产生了积极的影响。在"全球标准"的实际应用过程中，积累了许多宝贵的经验和卓有成效的建议。WFME 于 2011 年启动并于 2012 年完成了"全球标准"的首次修订，其修订版本于 2013 年颁布。《本科医学教育质量改进全球标准》（2012 年修订版）中文稿，由我国教育部临床医学专业认证工作委员会秘书处组织翻译。

（二）修订后的《本科医学教育质量改进全球标准》内容框架

《本科医学教育质量改进全球标准》（2012 年修订版）尊重 2003 年版"全球标准"的整体原则和框架，仍然分为两个层次（基本标准、质量改进标准）呈现。修订版中最重要的变化包括：标准被细分为亚标准并引入了一套数字索引系统；根据国际医学教育的发展，将一些质量改进标准改为基本标准；显著地扩展并细化了对标准的注释。《本科医学教育质量改进全球标准》（2012 年修订版）包括：前言、引言（背景、理念、目标、原则）和指标体系。指标体系如下：

1 宗旨及结果

    1.1 宗旨

    1.2 宗旨制定过程的参与

    1.3 院校自主权和学术自由

    1.4 教育结果

2 教育计划

    2.1 课程计划模式和教学方法

    2.2 科学方法

    2.3 基础生物医学课程

    2.4 行为和社会科学以及医学伦理学课程

    2.5 临床科学和技能

    2.6 课程计划的结构、组成和期限

    2.7 教育计划管理

2.8 与医疗服务单位和卫生机构的衔接

3 学生考核

3.1 考核方法

3.2 考核和学习之间的关系

4 学生

4.1 招生政策及录取

4.2 学生录取规模

4.3 学生咨询与支持

4.4 学生代表

5 教师

5.1 聘任与遴选政策

5.2 教师活动和师资发展政策

6 教育资源

6.1 基础设施

6.2 临床教学资源

6.3 信息技术

6.4 医学研究与学术成就

6.5 教育专家

6.6 教育交流

7 教育评价

7.1 教育监督与评价机制

7.2 教师和学生反馈

7.3 学生成绩和毕业生表现

7.4 相关利益方的参与

8 管理与行政

8.1 管理

8.2 学术领导

8.3 教育预算和资源配置

8.4 行政人员和管理

8.5 与卫生部门的相互关系

9 持续更新

三、基于《本科医学教育标准》的临床医学专业认证

列为"卓医计划"的临床医学专业的验收评估必须接受并通过专业认证,而专业认证的依据就是《本科医学教育标准》。因此,在讨论推进"卓医计划"的

参照标准时，有必要在认识层面上讨论临床医学专业认证的背景和意义，在实际操作层面上讨论组织实施的做法和体会。

临床医学专业认证从 2006 年依照国际标准进行试点性评估，到 2009 年以来依照国家标准认证，走过了 10 年的发展历程，至 2016 年年底已有 50 多所医学院校的临床医学专业开展认证。南华大学于 2014 年 10 月接受教育部临床医学专业认证专家进校现场考察评估，得到鼓励、指正和指导，在组织、参与和见证中逐步加深对临床医学专业认证宗旨与任务的认识，增强正确把握与高效推进的能力，形成了初步体会。

（一）把握认证背景，力求实现认证意义

专业认证制度的建立和推行具有特定的时代背景，与医学教育自身改革发展、社会经济发展等内外部因素紧密相关。

1. 百年医学教育发生了重大变化，不断推进的改革成效需要检视　1910 年，美国普林斯顿大学亚伯拉罕·弗莱克斯纳教授发表《美国和加拿大的医学教育：致卡内基基金会关于教育改革的报告》，即 Flexner 报告，标志着以学科为基础的课程设置体系改革征程正式开启；1969 年，由美国的神经病学教授 Barrows 在加拿大的麦克马斯特大学首创 PBL 教学，由此推动以问题为中心的教学创新在更大范围内的学习应用；2010 年 12 月，20 位世界医学教育顶尖专家在《柳叶刀》杂志发表《新世纪医学卫生人才培养：在相互依存的世界，为加强卫生系统而改革医学教育》，迎来了将医学教育改革带入以教育卫生大系统为中心的统筹教育设计、确立岗位胜任能力的新时代。100 年来，医学教育从教学内容、教学方式方法，到培养目标、培养模式、课程体系等方面，曾经发生和正在发生重大变化。举办医学教育的高校抓住时机推进改革，既有深入探索，又有丰富实践，不论程度如何都取得改革成效。这些成效需要用理性态度和客观事实进行检视，临床医学专业认证指标中的"学生"、"教育计划"和"学生成绩评定"以及"管理和行政"中的"与卫生部门的相互联系"正是检视教育教学改革成效的重要指标。

2. 全面建成小康社会对医学教育赋予了新使命，不断提升的社会期待需要回应　全面建成小康社会的题中应有之义就是要全面提高人民群众的身心健康水平。这个目标的实现对医疗卫生行业和从业人员提出了新要求，赋予了新使命。培养合格的医疗卫生人才是完成重要使命的关键环节和核心任务。社会期待着医生的知识水平、技术水平和医德素养水平都能提高到令人崇敬、让人放心的程度。回应社会期待，需要医学教育工作者思考和解决"如何培养合格医生"的基本问题，这也是医学教育研究的重要课题。近 10 年来，国家建立并推进学校教育、毕业后教育、继续教育紧密衔接的培养体系。举办医学教育的高校针对学校教育环节，在培养体系框架下研究确立培养目标定位，并构建能够支撑培养目标的培养要求和课程体系，采用或创新适宜的培养模式和教学方式方法，在积极的实践

中取得了一定进展，实践的丰硕成果正在回应着社会的关切与期待。回应或适应的程度究竟如何，需要通过社会评价机制来判断，专业认证设置"宗旨及目标"、"改革与发展"等指标聚焦了医学教育的社会适应性这一重要原则。

3. 扩招情况下保障培养质量面临了新问题，不断解决的实际效果需要评估 适应社会发展需求，医学教育规模必须有所扩大。临床医学专业的扩招主要由地方大学承担，扩招导致了资源适应性短缺，人才培养质量难以保障，医学教育的精英性受到严峻挑战。在这个宏观背景下，举办医学教育的高校正视现实，直面问题，从规模、结构、质量、效益协调发展的高度采取积极措施，在扩招与增资上寻找平衡点，被动扩招与主动增资并行。教育教学资源对人才培养质量的保障程度究竟如何，需要专业的公正的、权威的评估，而专业认证指标中列有"教师"、"教育资源"和"科学研究"等一级指标，直接指向了临床医学人才培养质量的教育教学资源保障问题。

4. 教育行政管理方式发生了变化，不断推行的项目评估需要适应 时任教育部部长的袁贵仁指出，加强标准建设，发挥社会评价作用，动员社会参与支持监督教育，成为加快推进教育治理体系和治理能力现代化的重点之一。专业认证是高等教育质量保障体系和高等教育评估体系的重要组成部分，通过评估认证来检查学校开设的专业教学计划或者专业是否符合预设的合格标准；认证实施的主体由相关专业协会组织或机构会同该专业领域的高等教育工作者共同担任。由于专业认证的内涵决定了认证恰好能够发挥检视、诊断和推动持续改进的作用。教育行政管理部门越来越多地采用和推行认证、评估等方式，以辅助行政管理，提高工作效率，增强公正公平性。在政府推动、社会欢迎的前提下，学校应当主动适应教育行政管理方式的改变，充分发挥专业认证对于人才培养质量的保障作用，尤其更加注重在"教育评价"、"管理和行政"、"改革与发展"等方面发挥作用。从宏观看，开展专业认证有利于完善专业教育质量保障体系，有利于促进各方利益的有效实现，有利于促进专业教育的国际化。

（二）把握整改重点，努力达到认证目的

在医学高等教育体系中，高等学校处于中观层面，上有教育和卫生主管部门，下有学院及其系室。"专业"是载体，而举办的学校则是主体，既要"窥一斑"，又要"看全貌"。专业开办与发展、专业建设与改革，需要学校层面来规划和推进，而专业认证的准备、重要问题的发现、重点困难的解决，同样需要学校层面来策划和协调。临床医学专业认证指标包括 10 个一级指标和 44 个二级指标。这些指标涉及政府、学校、教师、学生、校友等多元主体，涉及目标、模式、体系、方式、方法、条件、结果等专业教育全过程，涉及过去、现在和将来三个时段。学校作为中观主体，在认证工作中应着重把握以下重点，找准差距，推进整改。

1. 根据"明确恰当"要求，研究调适医学教育定位与理念 专业认证要求专

业教育的定位与学校定位相适应，与专业的职业行业属性特点相适应，与自身的优势特色相适应，共性上符合规律，个性上体现特色。总结发展成就，突出办学特色，准确明晰办学定位，这些必须由学校组织才能完成。在准备过程中，把研究确定办学定位列为头号工作，校长牵头，按照程序要求，发挥多元主体作用，研究确定医学教育定位与理念。

2. **遵照"科学合理"要求，研究调整培养模式和课程体系**　"科学"的要求是符合规律，"合理"的要求是合适和恰当。人才培养模式简单讲就是人才的培养目标和培养规格以及实现这些培养目标的方法或手段的总和。课程体系是指在一定的教育价值理念指导下，将课程的各个构成要素加以排列组合，使各个课程要素在动态过程中统一指向目标实现的系统。课程体系主要由特定的课程定位、课程目标、课程内容、课程结构和课程活动方式所组成。用一页纸甚至几行文字表述培养模式并不容易，因为"功夫在诗外"，那些简练表述凝聚了专家、学者、管理者、用人单位、校友、学生、教师等各方主体的智慧和心血，反映了办学基础、学科特性和发展趋势。课程设置服从服务于培养目标，支撑知识、技能、素质的培养要求，一门课程一般指向某些知识或某些能力，当然也渗透着素质教育目标。应当研究所开课程与 12 条素质目标、10 条知识目标、13 条技能目标的对应支撑关系，构建矩阵图。为什么要开设这门或那门课程、安排多少课时、赋予多少学分、在什么时候开出，这是构建课程体系的核心问题。教师讲授课程其内容取舍和方法选择应从"学科导向"转变为"目标导向"。课程体系和教学计划是专业认证的重点所在，应当成为学校层面组织解决的重点工作。

3. **本着"适宜有效"要求，学习和改进教学方式方法**　回顾运用多年的课堂讲授为主的传统教学方式方法，肯定优点，明确不足，突出强调教学互动，注重调动学生的学习主动性。与此同时，坚持与时俱进，贯彻落实以学生为中心、教师为指导的教学理念，学习运用先进的教学方式方法。在认证过程中，一般都要组织课程教师学习应用 PBL、CBL 等教学方式方法，规范床边式教学，探索实施MINI-CEX、DOPS 考核方式，实施临床技能多站式综合考核方式。注意适宜性和规范性，循序渐进，逐步推开。本着在坚持中改进的态度对待传统教学方法，认为传统的方法未必都要改变，课堂还是教学的主场所，黑板还需要使用，新与旧并不意味着好与差，关键是要看是否适宜、有效、管用。对待现代教学方法强调在学习中结合实际，注重实效，认为多媒体、仿真、模拟、网络等现代的手段、方式、方法、条件还不能完全取代传统的方式方法，这些新东西只是原有方式方法手段的补充和扩充。学习和改进教学方式方法的宗旨是增强教学效果，提高培养质量，注意避免好的传统方法没坚持、新的先进方法没学好的尴尬局面。

4. **依据标准基本要求，切实改善办学条件**　教师队伍是关键条件，虽然不提倡计算专业的师生比，但是根据课程列出教师清单更能直接看出教师队伍的结构和实力。教学场所与环境、仪器设备、图书、网络等物质条件具有基础作用。师资和物质条件关系到招生规模是否合理，关系到"以学生为中心"和"自主学习"理念能否实现，甚至关系到教学活动能否正常开展。在认证过程中，学校梳理教学条件状况，以更好满足教学需要为根本依据，参照标准要求，找到差距，加大投入，填平补齐，使学生成为认证的真正受益者。依据专业教育的发展趋势和国家标准，对学校专业教育进行全面客观的"诊断"，认真查找不足，明确深化改革的方向和着力点，这正是开展临床医学专业认证的目的所在。临床医学专业认证的结论没有优劣之分，只有通过和不予通过之分，在通过中又区分有效期限的长短，长则 6~8 年，短则 3~4 年，用意是促进持续改进，没有最好，只有更好。

（三）把握方式方法，提高准备工作效率

推进认证的各项准备工作应当说没有起点和终点，因为认证的内容都是"平常事"和"原生态"，理论上讲没有新任务。但是，从"持续改进"的宗旨出发还是有需要做的工作，也需要讲究方式方法，以提高工作效率。

1. **准备工作的主要任务** 准备工作任务可归纳为 5 个方面：①分析、判断，即根据专业教育有关要求和发展趋势，对形成的做法、办法、方案等进行分析，从是否规范、是否正确、是否科学、是否有效等方面作出基本判断；②改进、加强，即对存在的不足、弱项进行改进和加强，提出目标、措施和方案，明确实施进度要求；③总结、归纳，即对理念、思路、措施、效果进行理性的总结和归纳，形成规范的表述和文本；④清理、汇集，即对做过的事情进行清理、梳理、整理，汇集、汇总、统计有关证据资料；⑤宣讲、知晓，即将有关需要师生知晓的内容汇编，在适当范围、用适当形式进行宣讲，促使有关人员了解和理解，学校本部和教学基地都要组织宣讲。

2. **完成任务的多元主体** 认证准备以学院为主，专业所在学院的领导、管理者、教师、学生必须参与；学校的各职能部门尤其是教务、学工、招生就业、人力资源、图书信息、科技、高教研究等部门都要提供论证、数据、资料等支持；政府主管部门、用人单位、校友、第三方评价机构、学生家长等都要涉及其中，发挥参与管理、方案论证、教育评价等作用。

3. **推进工作的基本方法** 通常采取的工作方法有：成立班子、明确职责；学习理解、分解任务；划分阶段、逐步推进；布置检查、逐项落实。南华大学在认证准备工作推进中注重培养目标、课程体系、教学模式等顶层设计，注重教学计划、教学资源统筹协调，强调问题导向落实整改，强调新的要求形成常态。

专业认证已经成为人才培养质量保障的重要手段，成为教育教学管理的重要方式，学校必须热烈欢迎、主动适应、积极准备，既要充分认识认证的目的意义，更要把握重点、持续改进，并讲究方法，提高认证准备工作效率，真正发挥专业认证对于人才培养质量的保障和"卓医计划"实施的促进作用。

第三章 卓越医学人才培养的重要理念

人类以自己的语言形式来诠释事物现象时，所归纳或总结的思想、观念、概念与法则，称之为理念。《辞海》（1989）对"理念"一词的解释有两条，一是"看法、思想，思维活动的结果"；二是"观念，通常指思想，有时亦指表象或客观事物在人脑里留下的概括的形象"。社会的变革和人类的进步基本上都是在新的理念推动下出现的，没有理念的变化就没有制度和政策的改变。理念是重要的，人的行为不仅受利益的支配，而且受理念的支配。一个人的成长需要经验和知识的积累，更需要拥有先进的理念和思维方式。培养卓越医学人才同样需要树立和践行重要的先进的理念。

第一节 更加注重以学生为中心

"以学生为中心"的教育理念正在日益深刻地影响着我国的高等教育，正确认识"以学生为中心"理念的提出背景、理论基础、基本内涵，对于更好践行理念推动人才培养模式改革，促进卓越医学人才培养，具有重要意义。

一、"以学生为中心"教育理念的提出

（一）理念的渊源

美国实用主义教育家约翰·杜威（John Dewey，1859—1952）的"以儿童为中心"是"以学生为中心"教育理念的起源。早在 19 世纪 80 年代末，杜威就在其相关的文章中多次强调学生个体在教育环境中的重要性。他指出，要让学生为自己的将来打好基础就必须让他们自己控制自己，使他们能完全发挥自己的能力，通过自己的各种感官去接触外界，从而实现对自己能力的支配。同时，他又强调，学校教育对学生的过多约束将割裂他们与社会经验的接触。儿童是中心，教育的措施便围绕他们而组织起来。以儿童为中心是与儿童的本能和需要协调一致的，所以，在学校生活中，儿童是起点，是中心，而且是目的。

（二）理念的提出

1952 年，哈佛大学教育学院举办了一次主题为"课堂教学如何影响人的行为"的学术研讨会，来自美国各地的许多大学教授、专家学者、教育行政部门官员以及中学校长与教师出席了会议。创建了人本主义心理治疗理论的美国心理学家卡尔·罗杰斯（Carl R.Rogers，1902—1987）在发言中首次提出"以学生为中心"

的观点。他认为作为学习者的人天生就拥有学习的潜力，如果学习的内容与学习者的个人需求相关，而且学习者又积极参与，这样的学习就有效。另外，学习者的自我意识非常重要，如果外界的批评保持在最低限度，学生的自主评价得以发挥，那么学习者的独立性和创造力等能力将得以发展。

（三）理念的深化

美国著名的学术团体电气与电子工程师学会（IEEE）从 20 世纪 70 年代初期开始，与美国教育学会、计算机学会等机构创办了一个高层次的教育学术研讨会，称为"教育新领域"（frontiers in education，FIE）。FIE 研讨会每年举行一次，除交流教育教学经验，也涉及教育理念、教育改革等深层次的问题。1997 年在美国匹兹堡举行的"教育新领域"研讨会上，美国陆军军事学院（西点军校）的两位教授提出："宇宙观从地心说向日心说的转变曾经导致了一场科学革命，而教育观从'以教师为中心'向'以学生为中心'的转变将给工程教育带来同样巨大的冲击。"正因为这一问题始终受到教育界的关注，所以 1998 年"教育新领域"研讨会的主题就被确定为"从以教师为中心向以学生为中心转变"。来自美国各州和欧洲、亚洲、澳洲、南美洲和非洲数十个国家的数百名代表出席了这次会议。不少学者发表了很好的见解，一些大学已经在不同学科的教学中开始了实践探索，也总结了不少各有特色的教学模式。事实表明，随着时代的发展，这一主题正在教育领域逐步深化，产生越来越广泛的影响。

（四）理念的确立

1998 年 10 月 5 日至 10 月 9 日，联合国教科文组织在巴黎召开"世界高等教育大会"，大会主题为"21 世纪的高等教育：展望与行动"。世界高等教育大会通过了与主题同名的大会宣言：《21 世纪的高等教育：展望和行动》以及相配套的《高等教育改革与发展的优先行动框架》。宣言中要求各个国家和高等学校的决策者"把学生及其需要作为关心的重点；把学生视为教育改革主要的和负责的参与者，包括参与教育重大问题讨论、评估、课程及其内容改革，制定政策与院校管理等"，并预言"以学生为中心"的新理念必将对整个世界 21 世纪高等教育产生深远影响。这是"以学生为中心"首次见诸联合国机构的正式文件，从此这一提法逐渐成为权威性的术语和全世界越来越多教育工作者的共识，并在教学实践中尝试。

（五）理念的引入

我国理论界对以学生为中心教学思想的研究始于 20 世纪 90 年代初。2011 年华中科技大学校长李培根在《以学生为中心的教育：一个重要的战略转变》中明确提出"以学生为中心"的教育，他认为，认知和践行"以学生为中心"的教育理念，关乎大学的核心理念，关乎大学精神与文化，关乎学校未来发展战略。他从人的意义上理解高等教育，"让学生自由发展"或者"使学生成为其自己"是更高层次的教育；教育对学生的心灵开放则意味着把学生当成具有自由自觉活动能力的人，学生是教育活动的主体（教师主导），教育是以学生为中心的教育。"以学生为中心"教育理念的重提与强调，充分表明了"以学生为中心"教育理念是国际高等教育发展的必然趋势，是提高高等教育质量的必然要求。

二、"以学生为中心"教育理念的理论基础与理论意义

（一）理论基础

1. 人本主义理论 人本主义理论是美国当代心理学主要流派之一，由美国心理学家马斯洛（Abraham H.Maslow，1908－1970）创立，现在的代表人物有罗杰斯。人本主义反对将人的心理低俗化、动物化的倾向，故被称为心理学中的第三思潮。人本主义强调爱、创造性、自我表现、自主性、责任心等心理品质和人格特征的培育，对现代教育产生了深刻的影响。人本主义教学思想关注的不仅是教学中认知的发展，更关注教学中学生情感、兴趣、动机的发展规律，注重对学生内在心理世界的了解，以顺应学生的兴趣、需要、经验以及个性差异，达到开发学生的潜能、激发起其认知与情感的相互作用，重视创造能力、认知、动机、情感等心理方面对行为的制约作用。教师在教学中的角色发生了变化，不再是主导者、决定者和评估者，而是辅导者、合作者、促进者和帮助者。教师的职责不再是以前的授业解惑，而转变成创造良好轻松的学习氛围，提供学生学习需要的更多资源，鼓励诱导学生独立思考获得学习经验。学生的职责也不再是被动地接受知识，而是具有选择权和主动认知权，对学习和考核评价负有责任。

2. 建构主义理论 建构主义（constructivism）也译作结构主义，是认知心理学派中的一个分支。基本观点是，儿童是在与周围环境相互作用的过程中，逐步建构起关于外部世界的知识，从而使自身认知结构得到发展的。儿童与环境的相互作用涉及两个基本过程："同化"与"顺应"。建构主义理论的内容很丰富，但其核心只用一句话就可以概括：以学生为中心，强调学生对知识的主动探索、主动发现和对所学知识意义的主动建构。建构主义认为，知识不是通过教师传授得到，而是学习者在一定的情境即社会文化背景下，借助其他人（包括教师和学习伙伴）的帮助，利用必要的学习资料，通过意义建构的方式而获得。提倡在教师指导下的、以学习者为中心的学习，既强调学习者的认知主体作用，又不忽视教师的指导作用，教师是意义建构的帮助者、促进者，而不是知识的传授者与灌输者。学生是信息加工的主体，是意义的主动建构者，而不是外部刺激的被动接受者和被灌输的对象。以学生为中心的教育理念坚持以学生为本，教学过程中以学生为主体，正是建构主义理论的具体体现。

3. X 理论与 Y 理论 美国麻省理工学院教授麦格雷戈（D.McGregor）在研究管理时发现，管理人员对工人的认识如果持不诚实、懒惰、不负责任等观点，就会对工人实行强制性的管理措施，此即所谓的"X 理论"；相反，如果认为人是主动去工作的，只要创造一定的条件，他就会努力工作，并希望有所成就。这一观点鼓励工人发挥主动性和积极性，被称为"Y 理论"。并且麦格雷戈认为，"X 理论"已经过时，只有"Y 理论"才能在管理上取得成功。麦格雷戈的理论观点对构建中国高等学校的办学理念同样具有重要的指导意义。高等学校的管理对象是一群思维活跃、热情奔放、热爱科学、追求真理的青年大学生，因此，应当充分相信大学生的自我管理能力和自我约束能力，尊重他们的个性和自由，鼓励其参与到学校、院、系或班集体的各项事务中去，维护学生正当的、合理的权益或要求，形成"以学生为中心"的管理理念。

（二）理论意义

1. 心理学意义 卡尔·罗杰斯曾经担任过美国心理学会会长，他创建了人本主义心理治疗理论，倡导"以当事人为中心"的心理治疗方法，在心理治疗领域具有深远的影响。罗杰斯是从心理学的视角来探索教育问题的，他根据人本主义心理治疗的原理，提倡"以学生为中心"的人本主义学习，提出学习是人自我价值实现的需要，是个人潜能和人格的充分发展。从这个意义上说，学习是学习者自己的事，应该也只能靠他们自己的努力来取得成效。根据人本主义心理学的理解，对于受教育者来说，教学目标是价值的自我实现，教学过程是自由发展，教学原则是真诚、信任和理解，教学方法则应是非指导性的引导。因此，"以学生为中心"的教育理念正是人本主义心理学理论在教育学领域的创造性探索，为心理学原理在教育领域的应用开辟了广阔的前途。

2. 哲学意义 辩证唯物主义的基本原理告诉我们，内因是事物发展变化的依据，外因是事物发展变化的条件。事物的发展变化主要由其内部因素决定。因此，学生在学校里发展成长的可能与结果主要决定于其自身。辩证唯物主义的原理为"以学生为中心"的教育理念提供了哲学依据。这一原理有力地支持了"以学生为中心"的观点，表明学生是学习的主人，在教与学的一对矛盾中处于矛盾的主要方面；同时也使学生意识到自己是未来命运的决定者，学习的成败掌握在自己手中。这样必然有助于调动广大学生的学习积极性，促使他们积极主动地学习。"以学生为中心"的教育理念与相应实践也有力地印证了辩证唯物主义内因决定论的价值。学校里的一切教育资源、教育方法与教育手段都只是外因，只有通过受教育者的内因才能发挥应有作用。因此，各级各类学校的课程设置、教育管理和教学方法等，都必须以是否满足学生的需要为主要评价标准。高等学校的教育教学改革尤其应当从学生的需求出发，接受实践的检验。教育者不能把自己的意志强加到受教育者身上。惟其如此，"以学生为中心"的教育理念才能付诸实践，逐步发展并且逐渐提升到更高的层次。

3. 教育学意义 教育学理论强调，教育领域存在两类规律。一类是教育的外部规律，主要内容是教育必须适应社会发展的需要；另一类是教育的内部规律，主要内容是教育必须适应受教育者身心发展的需要。前一类规律人们比较熟悉，也容易接受；后一类规律则往往被人们忽视。强调外部规律的教育属于社会本位教育，其教育理念被称为工具教育论。强调内部规律的教育则属于个人本位教育，其教育理念被称为本体教育论。在中国，由于封建主义集权制社会的长期存在，再加上较长时期计划经济的影响，社会本位教育和工具教育论一直处于主导地位。随着社会的发展进步以及人们认识水平的不断提高，特别是近年"科学发展观"和"以人为本"思想的提出，教育的内部规律逐渐引起注意并且日益受到重视。为了遵循教育的内部规律，教学活动必须从受教育者的实际情况出发，必须有益于他们身心的健康发展。从这个意义上说，"以学生为中心"的教育是符合教育内部基本规律的。"以学生为中心"强调了学生在学校里的主体地位（不否定教师在教学过程中的主导作用），提示了学校的一切教育教学活动应该从学生的需要出发这一基本原则（不排斥学校对于学生学习效果的评价与检核）。换言之，倘若学校现行的课程设置、管理制度、教学方法等方面存在着不利于受教育者身心健康发展的成分，就应该尽快地加以改正。这一观点带来了令人耳目一新的新感觉、新体验，因而具有先进性。与此同时，它又同长期以来在人们头脑中几乎形成定势的"天地君亲师"社会定位、"传道、授业、解惑"的教师职能、"师道尊严"的道德规范等不完全吻合，所以又极具挑战性。

三、"以学生为中心"教育理念的诠释

（一）基于心理学视角的认识

杜肯大学威廉姆·巴伦内（William Barone）教授从心理学的视角，对"以学生为中心"的教育进行了界定，认为它是将教学的重心从教师转化为学生自己要学和要做；赋予学生权利，让其更充分地参与，更好地被激发，对自己的学习更负责的一种教学模式；其效果超越对孤立事实的死记硬背，强调高层次（由记忆、理解、应用到分析、评价、创新）的思考。强调学生的主动学习，通过主动学习提高学生成绩，提高学生参与程度，更好地激励他们承担学习责任和增强自我意识；强调教师的革新，要和学生建立积极的关系，鼓舞学生积极思考和学习。他同时强调，以学生为中心的学习不是一种特定的教学方法，很多不同的教学方法都可以用于其中；在以学生为中心的学习课堂过程中，学生们并不意味着就是随心所欲，而应对自己的学习负责。

（二）基于教学方式的认识

《格林伍德教育词典》（*Greenwood Dictionary of Education*）指出，以学生为中心的教育（SCL）是一种教学方式。在这种教学方式下，学生能够影响自己学习的内容、形式、材料和进度。在整个学习过程中，学生处于中心。教师给学生提供独立学习和相互学习的机会，并且给学生提供进行有效学习的技能指导。

（三）基于教与学关系的认识

中国高等教育学会院校研究分会会长、华中科技大学教育科学研究院刘献君教授指出，"以学生为中心"的教育理念不是指教师围着学生转，也不是指教师与学生角色、身份、地位的高低，而是指教学理念、管理理念、服务理念的转变，教学方法、评价手段的转变。教育的目的不在"教"而在"学"，也即"教"只是手段不是目的，学生学习了就有教育，没有学习就没有教育。因此，最根本的是要从以"教"为中心，向以"学"为中心转变，即从"教师将知识传授给学生"向"让学生自己去发现和创造知识"转变，真正关注学生的学习、他们如何学以及学到了什么。

综上所述，"以学生为中心"的教育理念，从实践层面看，主要是两个转变：转变教学理念、管理理念、服务理念；转变教学方法、评价手段。具体讲就是实现从以"教"为中心向以"学"为中心转变，即从"教师将知识传授给学生"向"让学生自己去发现和创造知识"转变，从"传授模式"向"学习模式"转变。学校从课堂、教师、教材"老三中心"，向学生、学习、学习过程"新三中心"转变，着力于学生的发展、学生的学习和学生的学习效果。

与正确认识内涵密切相关的是消除认识误区。一是"以学生为中心"是否把学生的地位看得太高了。这里没有地位的高低之分，"以学生为中心"是由大学的职能所决定。大学的职能是教学、科研、社会服务，核心是培养人才。因此，大学的使命是"育人为本，质量第一"。二是"以学生为中心"是不是否定了教师的主导作用。"以学生为中心"，是以学生的学习和发展为中心，学生学习要通过自己的内化，要发挥自己的主观能动性，但教师在促进学生学习和发展中起着十分重要的主导作用，既要选择教育资料，又要激活知识，还要促进思考，"以学生为中心"的教学难度更大，要求更高，教师需要付出更大的努力。三是"以学生为中心"的教学，是否可以取消讲授法这一教学方法。在"以学生为中心"的教学中，讲授法仍然是一种主要的教学方法，但要改进，尤其要加强互动，应该根据教学目的、教学内容和教学要求，选择或创造恰当的方法。

四、践行"以学生为中心"教育理念的基本要求

（一）对于大学教师和管理者的要求

2008 年，澳门科技大学基础部课程主任李嘉曾教授在《中国大学教学》撰文

对此做出了很好的归纳，提出了 5 点要求。

1. 理解学生　教育者必须比较准确地把握教育的对象，作为教师，仅仅了解自己的学生已经远远不够了。因此，在"以学生为中心"理念的指导下，教师应当理解并接受学生的现状，包括他们的优势与弱点，他们的特长与缺陷，他们的喜怒哀乐，他们的习性、情感和追求。惟其如此，才能真正理解他们的身心需要，并且设计特定的教育教学手段，引导他们通过自身的努力逐步实现自己的目标。教师和学生之间的年龄差距有可能造成代沟，但代沟不是年龄差距的必然产物。教师应该不断地与时俱进，与自己的学生同步成长。教育者只有伴随受教育者体验成长的经历，才能真正对他们有所理解。事实上，同前辈相比，当代的学生往往见多识广，思维敏捷，勇于并善于接受新事物。教育者一旦理解了受教育者，便不难从后者身上发现甚至学到许多积极的东西。

2. 尊重学生　不同学生的智商和情商，学习能力和学习效果，道德修养和综合素质，都可能存在天壤之别。然而，不管是优秀生、普通生还是后进学生，在"以学生为中心"的理念面前是人人平等的。因此，在任何一个课堂里，不应该有"被忽视的角落"或"被遗忘的角落"。教师应该平等对待每一位学生，特别是心理上有障碍或学习上有缺陷的学生，要尊重每一位受教育者。尊重学生实际上就是尊重自己、尊重教师职业、尊重教育事业。实践表明，即使是暂时处于落后地位的学生，也有不少特长、优势，具有很大的潜能有待开发，而这些方面往往是被忽视或被误解的。例如，各级各类学校中都存在着学习相对落后的受教育者群体，这一群体与学习优秀者群体相比，往往受到忽视甚至歧视，他们是学生中的弱势群体。倘若能够对他们倾注更多的关爱，制定更有利于调动他们学习积极性的政策与措施，将会激发巨大的精神力量，甚至产生惊人的效果。

3. 服务学生　人们常常把学生比作学校的产品，其实，这种观念未必适应时代发展的潮流。在世界贸易组织（WTO）的框架内，教育是被列入"服务业"范畴的。教育作为一种广义的服务，其产品应该是能为学生提供的教育教学手段，学生则是消费者，无疑应处于中心地位。从这个意义上说，学生是学校的"上帝"，理应得到满意的服务。教师作为教育行业的服务员，是提供教育服务的执行者，必须把全心全意为学生服务视为自己的神圣职责。有些教师习惯于根据自己的需要指使学生做事，却从来不愿换位思考，想想学生的需求。假如教师能够不分课内还是课外，不管认识还是不认识，全心全意地为学生排忧解难，就一定会优化学校的教育环境，更大程度地满足广大学生的需要。

4. 启迪学生　"以学生为中心"理念主要表述的是学生这一群体在教育事业中的应有位置，并没有也不可能对其质量做出任何规定。具体言之，处于中心位置的学生未必尽善尽美，在许多情况下还需要通过教育来使其渐臻完善。然而，这种教育不宜采用指使、训斥或强制的方式，也不能强加于人。主要应该通过影响、熏陶和启迪，使他们逐渐有所感悟，自我觉醒，实现其应有价值。人本主义学习理论强调非指导性教学，就是这个意思。例如，在信息科技日益发达的形势下，有些学生养成了从网上下载论文的不良习惯。老师就应该一方面坚决反对，毫不留情；另一方面坚持言传身教，启迪学生。只要教师态度鲜明并且坚持不懈，一定能使学生受到启迪感化而见贤思齐，自觉地优化自身的素质。

5. **激励学生**　"以学生为中心"教育模式的根本目的是促使不同素质、不同特长的学生扬长补短、各得其所。实现这一目的的有效途径是因材施教；关键在于学生的潜能是否得到适当的、充分的开发。学生的固有素质（即所谓的"材"）是潜能开发的基础。因此，因材施教的过程应该类似于艺术创作的"雕"，而不是"塑"。艺术家用精雕细刻使材的特质和优势得以充分展现，教师则应激励学生使他们尽可能地释放潜能，展示才华。千万不能用标准化的指标去评价他们，抹杀学生的个性，压制学生的冒尖倾向。教师在自己承担的每一门课程中都应鼓励学生各尽其力，各显所能，结果必然会有不少学生在各个不同领域崭露头角，争光出彩。

上述 5 点要求的反面分别是误解学生、轻视学生、利用学生、蒙蔽学生和压制学生，或许我们从反面的语义中更能体会正面的意义，必须防止反面语义下的行为与效果的发生，应积极促成正面要求的全面达到。

（二）对于临床医学专业教育活动的要求

"以学生为中心"这个理念，要贯彻到教、学、管的方方面面，贯彻到决策、实施、反馈、改进的各个环节。实现"以学生为中心"的本科教育变革，是一种范式的改变，必须全面、整体、协调推进。尝试提出 8 点要求：

1. **在培养体系中落实**　依据认证标准，借鉴他校经验，要求专业人才培养体系应当包括 6 个要素或者说是 6 个要求：有对全体学生进行知识、能力和素质培养的教学环节，并有实施记录与评价，有可信的考核结果；有完善的、所有教师参与的学生全学程关怀机制；有每个学生的全学程记录与评价；有保持和提高生源质量的措施，不断增强学生对专业的认可度与兴趣；有毕业生跟踪反馈机制；让所有学生都能充分利用教学资源。

2. **在课程改革中落实**　课程是教育教学活动的基本依据，是实现学校教育目标的基本保证，是学校一切教学活动的中介。进行课程设置改革，既要调整体系结构，又要进行纵向横向整合。对临床医学专业要求在传统的生物医学课程、临床医学课程的基础上，加强开设行为和社会科学、医学伦理学、科学方法等课程，创设兴趣模块课程供以选修，满足个性化培养。

3. **在教学方法中落实**　"以学生为中心"的教学没有特定的教学方法，凡是有利于学生学习，有利于提高教学效果的方法，都是好方法。教学有法，但无定法，妙在启发，贵在得法。强调要巩固和优化传统的讲授式教学方法，根据课程特点，学习应用 PBL\CBL 等新的教学方式方法，应介绍教学方法发展的进展，目的是让教师在比较中选择适宜的教学方法，提高教学效果。

4. 在教师培训中落实　教师的培训、发展，是一所大学成功的必要元素。学校通过岗前培训、临床教师培训、送出培训、专题讲座等形式，对新进教师、中青年教师进行教育理论、教学观念、教学方法培训，把"以学生为中心"的理念学习、理解和实践要求列为培训的重要内容，同时把新的教学方式方法列为培训的内容，促进教师转变教育观念，善于运用先进的教学方法。

5. 在管理制度中落实　制度、措施具有导向功能。学校从"以学生为中心"出发，对学籍制度、考试制度、学位制度、奖励制度，对教学评价、绩效考核、质量监控、学生管理等制度进行审视，加以修改，并针对薄弱环节，增加专业规划编制管理、毕业生调查管理、师资发展管理等方面的制度，教务处、高教所、评估中心、医学部、学工部、招生就业处等部门通过及时修订，形成理念更先进、体系更完善、文本更精简的新版本。

6. 在学习指导中落实　学生是学习过程的共同创造者，将学生辅导与学术指导、学生事务与学术事务结合起来，加强对学生的学习指导。重点加强励志教育，调动学生学习的主动性、积极性，同时引导学生掌握正确的学习方法，学会学习。要求在学生工作中，从管理学生转变为服务学生。探索试行导师制等集学生管理、指导、服务于一体的管理制度。

7. 在领导服务中落实　学校建立制度，要求并保证校院两级领导深入学生，深入课堂，了解学生的学习情况，研究解决学生学习中存在的有关问题，制订有利于学生学习的制度、措施。学校各方面工作制度、方法以及工作态度，都要从有利于、服务于学生的学习出发。

8. 在条件改善中落实　落实"以学生为中心"，教师、学生、管理人员以及观念、制度等固然重要，但是，具有支撑保障作用的还有办学条件。《本科医学教育标准》把教育资源单列为一个一级指标。在校园、校舍基本固定的前提下，改善实验教学平台、实践教学基地条件就成为重点所在。应强调满足教学计划特别是实验实践教学计划的必备条件，注意生均值，注意台套数；强调现代教育技术应用，加强模拟仿真实验室建设，以满足多实验（临床）、反复实验（临床）的需要。

第二节　更加注重目标导向

目标导向教育（也称为成果导向教育 outcome based education，简称 OBE，亦称能力导向教育或需求导向教育，本节统一称为目标导向教育），作为一种先进的教育理念，由世界著名的成效为本法研究者、推广者 William Spady 于 1981 年提出，此后很快得到了人们的重视与认可，并已成为美国、英国、加拿大等国家教育改革的主流理念。用目标导向教育理念引导医学教育教学改革，促进卓越医学人才培养，具有重要的现实意义。

一、目标导向教育的内涵与特点

（一）目标导向教育的内涵

目标导向教育的基本原理是：所有学习者均成功，其基本假设是所有学生都是有才干的，每个学生都是卓越的。目标的重点并不在于学生的课程分数，而是在于学习课程结束后学生真正拥有的能力。目标导向教育重视学生的学习成效特别是毕业生的能力，以期望达成的学习成果（目标）来反思、修订教育教学的内容，要求教育工作者结合经济社会发展、学校定位、学生能力、家长期望等因素来调整教学内容，同时改进或创新教学方法，进而培养学生适应就业的能力以及胜任岗位的能力。

综合不同专家的观点认为，目标导向是指教学设计和教学实施的目标是学生通过教育过程最后所取得的学习成果（learning outcomes），强调 4 个基本问题：想让学生取得的学习成果是什么；为什么要让学生取得这样的学习成果；如何有效地帮助学生取得这些学习成果；如何知道学生已经取得了这些学习成果。这里所说的成果是学生最终取得的学习结果，是学生通过某一阶段学习后所能达到的最大能力。

（二）目标导向教育的特点

目标导向教育具有 6 个特点。

1. **终端性** 目标并非先前学习结果的累计或平均，而是学生完成所有学习过程后获得的最终结果。

2. **深刻性** 目标不只是学生相信、感觉、记得、知道和了解，更不是学习的暂时表现，而是学生内化到其心灵深处的学悟历程。

3. **综合性** 目标不仅是学生所知、所了解的内容，还包括能应用于实际的能力，以及可能涉及的价值观或其他情感因素。

4. **持久性** 目标越接近"学生真实学习经验"，越可能持久存在，尤其是经过学生长期、广泛实践的成果，其存续性更高。

5. **实用性** 目标应兼顾生活的重要内容和技能，并注重其实用性，否则会变成易忘记的信息和片面的知识。

6. **渐进性** "最终目标"并不是不顾学习过程中的结果，学校应根据最后取得的顶峰成果，按照反向设计原则设计课程，并分阶段对阶段成果进行评价。

二、目标导向教育的教学设计

（一）目标导向教学设计的原则

传统教育是学科导向的，它遵循专业设置按学科划分的原则，教育模式倾向于解决确定的、线性的、静止封闭问题的科学模式，知识结构强调学科知识体系的系统性和完备性，教学设计更加注重学科的需要，而在一定程度上忽视了专业的需要。目标导向教育遵循的是反向设计原则，其"反向"是相对于传统教育的"正向"而言的。反向设计是从需求（包括内部需求和外部需求）开始，由需求决定培养目标，由培养目标决定基本要求，再由基本要求决定课程体系。正向设计是从课程体系开始，逆反向过程到基本要求，到培养目标，再到需求。然而，这时的需求一般只能满足内部需求，而不一定能满足外部需求，因为它是教育的结果而不是教育的目标。因此，传统教育对国家、社会和行业、用人单位等外部需求只能"适应"，很难做到"满足"。而目标导向教育则不然，它是反向设计、正向实施，这时"需求"既是起点又是终点，从而最大程度上保证了教育目标与结果的一致性。

（二）目标导向教学设计的重点

2014 年，大连理工大学李志义教授在《中国高等教育》撰文，针对工程教育特点，提出要确定好 4 个对应关系。这对于临床医学专业同样适用。

1. 确定内外需求与培养目标的对应关系　内外需求是确定培养目标的依据，培养目标要与内外需求相适应。按照目标导向教育反向设计原则，教学设计是从"需求"开始的。其中，内部需求取决于教育教学规律、学校的办学思想和办学定位（包括人才培养定位）以及教学主体的需要等，这些需求是传统教育教学设计的主要依据。然而，外部需求（需求主体为国家、社会和行业、用人单位等）往往是传统教育教学设计容易忽视的。国家与社会的需求为宏观需求，是制订学校人才培养总目标的主要依据；行业与用人单位的需求为微观需求，是制订专业人才培养目标的主要依据。国家与社会的需求包括政治、经济、科技、文化等多方面的需求，这种需求具有多变性、多样性的特点。人才培养目标的确立，应考虑当前需求与长远需求相协调，多样性的需求与学校办学和人才培养定位相匹配。行业与用人单位的需求是构建专业教育知识、能力和素质结构的重要依据。在确定培养目标时，要正确处理这种需求的功利追求与价值理性，及其专业性追求与专业适应性之间的矛盾。

2. 确定培养目标与基本要求的对应关系　培养目标是确定基本要求的依据，基本要求是达成培养目标的支撑。培养目标是对学生在毕业时所能达到的知识、能力、素质水平以及服务面向的文本描述，一般分为总体目标和基本要求或称培养规格。例如，《本科医学教育标准——临床医学专业（试行）》对本科临床医学专业教育的目标确定为：培养具备初步临床能力、终身学习能力和良好职业素质的医学毕业生。毕业生作为一名医学从业人员，必须有能力从事医疗卫生服务工作，必须能够在日新月异的医学进步环境中保持其医学业务水平的持续更新。提出的基本要求包括思想道德与职业素质目标 12 条、知识目标 10 条、技能目标 13 条。内容涉及：在思想道德和职业素质上，《标准》要求医学生珍视生命，关爱病人，具有人道主义精神；将预防疾病、驱除病痛作为自己的终身责任；将维护民众的健康利益作为自己的职业责任，树立终身学习观念。在临床技能方面，临床专业本科毕业生应当具备全面、系统、正确地采集病史的能力；较强的临床思维和表达能力；内、外、妇、儿各类常见病、多发病的诊断、处理能力；一般急症的诊断、急救及处理能力；根据具体情况选择使用合适的临床技术，选择最适合、最经济的诊断、治疗手段的能力；运用循证医学的原理，针对临床问题进行查证、用证的初步能力；从事社区卫生服务的基本能力；具有与病人及其家属进行有效交流的能力等。培养目标是专业人才培养的总纲，是构建专业知识、能力、素质结构，形成课程体系和开展教学活动的基本依据。基本要求是对学生毕业时应该掌握的知识和能力的具体描述，包括学生通过本专业学习所掌握的知识和技能以及所形成的基本素质，是学生完成学业时应该取得的学习成果，也可以说，基本要求是对培养目标的细化。制订培养目标和基本要求的参与人员主要是毕业生、学校管理者、教师和学生，而用人单位主要参与总体目标的制订。培养目标一般用一段话来表述，包含 4～5 个语义段，基本要求一般用若干条来表述，对于落实到具体的教学课程和教学环节更具操作性。

3. 确定基本要求与课程体系的对应关系　基本要求是构建课程体系的依据，课程体系是达到基本要求的支撑。基本要求实际上是对毕业生应具备的知识、能力、素质结构提出了具体要求，这种要求必须通过与之相对应的课程体系才能在教学中实现。也就是说，基本要求必须逐条地落实到每一门具体课程中。基本要求与课程体系之间的对应关系可以用矩阵形式表达，通常被称之为课程矩阵。它能一目了然地表明每门课程教学对达到基本要求的贡献，还可以用作研究课程与课程之间的关系。通过课程矩阵可以分析各门课程知识点之间是互补、深化关系，还是简单重复关系，从而为重组和优化课程教学内容提供依据。在构建课程体系时，要注意知识、能力、素质结构的纵向和横向关系。横向，在同一层次课程间建立课程平台；纵向，在不同层次课程间建立课程串。同时，还要特别注意正确处理好如下几个关系：

（1）各类课之间的关系。要合理确定各类课之间的学分比例，在保证学生具备完整知识结构的前提下尽量增大选修课比例。要对选修课程进行认真梳理，形成课程模块，防止知识的零碎与割裂。

（2）课内与课外的关系。要转变教学观念，改革教学方法，正确处理课堂讲授与课外学习的关系。大力推进研究型教学模式，将知识课堂变成学问课堂，将句号课堂变成问号课堂，将教学内容在时间和空间上从课内向课外延伸，让学生真正成为学习的主人。

（3）显形课程与隐形课程的关系。"显形课程"指的是传统课程，是由教师、学生和固定场所等要素组成，在规定时间、空间内完成规定教学内容的有目的、有计划的教学实践活动。"隐形课程"是指除此之外的，能对学生的知识、情感、态度、信念和价值观等的形成起到潜移默化影响的教育因素。"第二课堂"是目前隐形课程的一种重要载体。要充分重视第二课堂的育人功能，紧紧围绕培养目标和培养要求，规划形式、内容与载体。要像重视第一课堂建设一样重视第二课堂建设，提升第二课堂建设水平，增强第二课堂育人效果。团学组织的活动可以而且应当与基本要求建立联系，找到贡献于基本要求的着力点。

4. 确定基本要求与教学内容的对应关系　基本要求是确定教学内容的依据，教学内容是达到基本要求的支撑。基本要求与教学内容的对应关系与基本要求与课程体系的对应关系的不同在于，前者是局部的，是某一条或某几条基本要求与某一门或某几门课程的对应关系，而后者是整体的。也就是说，要把基本要求逐条地落实到每一门课程的教学大纲中去，从而明确某门具体课程的教学内容对达到基本要求的贡献。传统教育的课程教学大纲，实际上是对教材所规定的教学内容按照章节顺序对讲授时间做出的安排。它规定了每一章、每一节的讲授学时以及每堂课的讲授内容，至于每一章、每一节、每堂课的教学内容与基本要求是什么关系、对达到基本要求有什么贡献却没有明确，也未被重视，以至于老师对为什么要教这门课程的目的并不明白，只知道自己的水平能够教这门课程。

目标导向的教学设计要求教学大纲的编写，必须首先明确本门课程对达到基本要求的哪几条有贡献，然后对这几条基本要求逐条确定与之相对应的教学内容，再后确定完成这些教学内容所需的教学时数。显然，目标导向教学设计的教学大纲，是按所涉及的基本要求的条目（而不是按教材的章节）编写的。这样，对于每一堂课，无论是老师还是学生都会十分清楚，自己所教或所学对达到基本要求的贡献，故而使老师教得明白、学生学得明白。基本要求与教学内容的对应关系，为确定课程的教学内容和教学时数提供了依据。

传统教育的课程教学内容和教学时数，是依据教材确定的。按学科需求构建的专业知识结构，被课程割裂成一个个独立的知识体系，并被固化在一本本"教材"之中。每门课程都强调自己的知识体系的系统性、完整性和连续性，以致课程教学内容越来越多，教材越来越厚，课时越来越大。对于一些主要课程，还推出了"统编教材"，甚至贴上了"国家规划教材"的"权威"标签。教学靠教材、老师讲教材、学生学教材，离开了教材老师就不知道怎么教、学生就不知道怎么学，走进了教学局限于教书、教书局限于课程、课程局限于课堂、课堂局限于讲授、讲授局限于教材的不当循环。

值得注意的是，不局限于教材不等于教学不需要"教学材料"。教材可以是平面的也可以是立体的，但都是"教学材料"的逻辑构建，都是基本理论、基本知识、基本技能的容器和载体。关键是这些"教学材料"选用哪一些，应从哪里来。选用的依据是人才培养的基本要求和课程目标，应当选用支撑基本要求或者说对达成基本要求有贡献的"教学材料"。这些材料可以是前人的，可以是旁人的，但现在更强调是自己的，是教师自己在科学研究中"生产"的知识、理论和技术。从这个意义上讲，"教学材料"应当满足4个要求，就是要承载基本理论、基本知识、基本技能，还要承载学科的发展趋势，简单讲，就是"三基一势"，或许这应成为组织教学内容的新要求。在教学中，过去强调教师要消化统编的教材内容，现在强调教师要吃透基本要求和课程贡献，从多本教材中和自己的科研"生产"中寻找"教学材料"，可以由一位教师完成，也可以由多位教师来完成。

目标导向教育打破了课程之间的壁垒，弱化了课程本身的系统性、完整性和连续性，强化了课程之间的联系性。以达成某一条或某几条基本要求为主线，形成课程串（纵向）和课程群（横向），在课程串和课程群内按照对基本要求的"贡献度"确定每门课程的教学内容和教学时数。这样，某门课程的知识体系可能会"碎片化"，但总体知识结构却更加合理、更加完整。

三、目标导向教育的教学实施

（一）实施目标导向教育的关键性步骤

1. **确定学习成果** 最终学习成果（顶峰成果）既是 OBE 的终点，也是其起点，学习成果应该可清楚表述和直接或间接测评，因此往往要将其转换成绩效指标。确定学习成果要充分考虑教育利益相关者的要求与期望，这些利益相关者既包括政府、学校和用人单位，也包括学生、教师和学生家长等。

2. **构建课程体系** 学习成果代表了一种能力结构，这种能力主要通过课程教学来实现。因此，课程体系构建对达成学习成果尤为重要。能力结构与课程体系结构应有一种清晰的映射关系，能力结构中的每一种能力要有明确的课程来支撑，换句话说，课程体系的每门课程要对实现能力结构有确定的贡献。课程体系与能力结构的这种映射关系，要求学生完成课程体系的学习后就能具备预期的能力结构（学习成果）。

3. **确定教学策略** OBE 特别强调学生学到了什么而不是老师教了什么，特别强调教学过程的输出而不是其输入，特别强调研究型教学模式而不是灌输型教学模式，特别强调个性化教学而不是"车厢"式教学。个性化教学要求老师准确把握每名学生的学习轨迹，及时把握每个人的目标、基础和进程。按照不同的要求，制订不同的教学方案，提供不同的学习机会。

4. **自我参照评价** OBE 的教学评价聚焦在学习成果上，而不是在教学内容以及学习时间、学习方式上。采用多元和梯次的评价标准，评价强调达成学习成果的内涵和个人的学习进步，不强调学生之间的比较。根据每个学生能达到教育要求的程度，赋予从不熟练到优秀不同的评定等级，进行针对性评价，通过对学生学习状态的明确掌握，为学校和老师改进教学提供参考。

5. 逐级达到顶峰 将学生的学习进程划分成不同的阶段，并确定出每阶段的学习目标，这些学习目标是从初级到高级，最终达成顶峰成果。这将意味着，具有不同学习能力的学生将用不同时间、通过不同途径和方式，达到同一目标，具有"条条大路通罗马"的意味。

（二）实施目标导向教育的课堂教学

大连理工大学李志义教授，针对工程教育特点，对实施目标导向教育的课堂教学提出了5个"转变"的要求，这对于临床医学专业也具有指导意义。

1. 从灌输课堂转变为对话课堂 传统课堂是"填鸭式"的灌输课堂，知识主宰着课堂，老师成了知识的权威，学生成了知识的"容器"，教学过程成了"复制"知识的过程。对话课堂要达到知识的对话、思维的对话和心灵的对话。知识的对话需要将单向灌输转变为多向交流，使知识在师生、生生之间传递、交流与互动；思维的对话需要将"句号"课堂转变为"问号"课堂，老师要善于引导学生形成"问号"，学生要善于为自己的"问号"画上"句号"；情感对话需要将知识课堂转化为情感课堂，只有倾注了感情，才能使学生感受知识的生命、领悟知识的美，激发学生的学习热情。

2. 从封闭课堂转变为开放课堂 传统的课堂是封闭的，即在固定的地方、固定的时间内完成固定的教学内容。在这种封闭模式下，教学活动围着教师、教室和教材三个中心转。开放课堂就是要突破这三个中心，实现时间、空间和内容上的开放。时间上从课内向课外延伸，空间上从教室向图书馆和实验室拓展，内容上从教材向参考资料扩充。这就需要课堂上用"吊胃口"代替"喂食"。所谓"吊胃口"就是，老师讲课就像介绍一桌丰盛的大餐，告诉学生每道菜有多么好吃、营养多么丰富、对身体多么有益，使学生垂涎三尺，食欲顿起；再告诉学生每道菜应如何制作、如何调配，使学生摩拳擦掌，跃跃欲试；下课后，学生会迫不及待地一头扎进图书馆和实验室，为自己准备这顿"大餐"。

3. 从知识课堂转变为能力课堂 传统课堂由知识主宰，讲的是知识，学的是知识，考的是知识。老师要做的是将教材写成教案，再将教案"背"给学生。或者将教材制成PPT，再将PPT"读"给学生。学生要做的是聆听、理解和记忆。这种课堂扼杀了学生的高阶能力。美国著名心理学家、教育家布卢姆（Bloom）将认知过程分为记忆、理解、应用、分析、评价和创造6个层次，前3个属于低阶层次，后3个属于高阶层次。高阶层次的认知活动（高层次教学活动）发展的是高阶能力，低阶层次的认知活动（低层次教学活动）发展的是低阶能力。低层次的教学活动形成的是低阶知识，高层次的教学活动形成的是高阶知识。低阶知识主要是陈述性知识，高阶知识主要是程序性知识和策略性知识。要实现从知识课堂向能力课堂的转变，需要在教学目标、教学方式、学习方式和评价方式等方面进行变革。

4. 从重学轻思转变为学思结合　传统课堂在很大程度上忽视了思维在认识世界和创造世界中的作用。孔子说："学而不思则罔，思而不学则殆"。思能深化，思能超越，思能创造。批判性思维是高阶思维的核心。思考是创新的关键。只有独立思考，才能融会贯通，才能由多而少、由博而一、由现象到本质、由无序到规律；只有独立思考，才能生动活泼、千姿百态，才可解放思想、向传统挑战，才能不安所学、不溺所闻，才能有创新、有发展。爱因斯坦曾言："学习知识要善于思考、思考、再思考，我就是靠这个方法成为科学家的。"思考从质疑开始，经过疑惑或质疑后，才可达到深信无疑；经过疑惑或质疑后，才可以达到深刻理解。

5. 从重教轻学转变为教主于学　重视老师的教、轻视学生的学，是传统教学理念下形成的不足，至今仍然主导着课堂教学。教与学的问题实际上是两方面的：一是教什么、怎么教和教得怎么样；二是学什么、怎么学和学得怎么样。传统课堂教学主要强调前者而忽视了后者。要改变重教轻学现象，必须解决：教学本质、教学理念和教学原则三个问题。教学本质是对教学是什么的追问。传统的认识是，教学是教师把知识、技能传授给学生的过程。目标导向的教学认为：教学就是教学生学，教学生乐学、会学、学会。其中会学是核心，要会自己学、会做中学、会思中学。教学理念是对教学为什么的追问。传统的认识是：教是为了教会，学是为了学会。目标导向的教学主张的教学理念是教为不教、学为学会。教为不教有两层含义：教的目的是不教，教的方法是大教。"教，是为了不教"是我国当代著名教育家叶圣陶先生的名言。这种教是教学生学，这种大教是善教。目标导向的教学主张的教学原则是教主于学，包括：教之主体在于学，就是教学要以学生为主体，这是教主于学的核心；教之目的在于学，就是促进学生乐学、会学、学会；教之效果在于学，就是要放弃传统的以教论教，坚持以学论教评价原则，教得怎么样要通过学得怎么样来评价。

第三节　更加注重持续改进

持续改进（continual improvement），是常用于国际标准化组织（ISO）质量管理中的熟语，是质量管理中的一条原则，基本意思是增强满足要求的能力的循环活动。这一循环活动是一个持续过程，需要制订改进目标和寻求改进机会，使用审核、分析、评审等方法，采取纠正或预防措施，以达到"更好"的目的。将持续改进理念应用于医学教育改革，培养卓越医学人才，同样具有重要意义。

一、基于质量管理的持续改进

(一) 人才培养质量与质量管理的关系

在一定程度上，人才培养质量取决于培养过程的质量，而培养过程的质量取决于质量管理的质量。通过质量管理，可以确定形成质量的所有过程，并使这些过程处于受控状态；可以确定实现这些过程需要什么资源，并使这些资源得到有效利用；可以确定过程结果是否满足质量目标，并使不满足质量目标的结果得到及时纠正和预防。因此，质量管理包括根据质量要求制订质量目标、为实现质量目标规定必要的培养过程、为实施培养过程配置必要的资源、确定过程运行和资源配置的有效性与效率、采取纠正和预防措施使质量得到持续改进等。

(二) 质量管理的基本要点

1. **质量管理的质量取决于质量管理体系**　质量管理体系是指以保证和提高质量为目标，运用系统概念与方法，依靠必要的组织机构，把各部门、各环节的质量管理活动严密组织起来，对影响质量的一切过程和因素实行有效监控，形成一个有明确任务、职责、权限，互相协调、互相促进的质量管理的有机整体。应该指出，首轮普通高等学校本科教学工作水平评估，有力地促进了高校质量管理体系的建设，但目前许多高校的质量管理体系还不同程度地存在三方面缺陷：组织机构不健全，质量职责不明确；未能覆盖质量全过程和参与质量活动的全体人员；重监督、轻控制、缺改进，没有形成闭合循环。

2. **质量管理体系的运行依靠组织机构**　结构合理、运作高效的组织机构，从纵向讲，要有利于统一指挥和分级管理；从横向讲，要有利于各部门的分工协作；从部门自身讲，应能做到敏捷高效。质量职责是指每一部门以及部门内每一岗位在质量管理体系中应当承担的角色（工作及责任），应特别重视纵向和横向各部门（岗位）之间"接口"的衔接与协调，保证部门（岗位）之间不遗漏、不扯皮、不推诿、不含混。学校应有健全高效的质量管理组织机构，并明确各组织机构的管理权限、质量职责以及相互关系，确保质量管理工作组织落实、职责到位、顺畅高效。

3. **建立质量管理体系要重视全面质量管理（TQM）方法的运用**　全面质量管理是一种以质量为中心、全员参与为基础的管理方法，它特别强调"三全"：内容与方法上的全面性，不仅要着眼于产品的质量，而且要注重形成产品的工作质量；全过程控制，要对影响质量的所有过程进行质量控制；全员参与，参与质量活动的全体人员都要参与质量管理，并对质量各负其责。学校应规定影响教学质量的所有过程，并采取有效方式对全过程进行实时监控，使影响教学质量的关键因素和关键环节始终处于受控状态。对于教学质量管理，不仅是管理人员有责任，广大教师和学生也要积极参与，应形成全员参与质量管理的良好氛围。

学校应按照"计划（plan）-执行（do）-检查（check）-处理（action）"的"PDCA"循环（戴明环），使教学质量管理形成一个闭合循环。PDCA循环是全面质量管理应遵循的科学程序。全面质量管理的全过程，就是质量计划的制订和组织执行的过程。这个过程应按照PDCA循环，周而复始地运行。这种循环不是简单的重复，而是通过改进和解决质量问题，从而达到以持续保证和提高质量为目的的螺旋式上升的循环。

应该指出，教学质量管理体系的建立与运行应基于学校层面，但要细化和落实到专业层面。学校建立教学质量管理体系的目的是持续保证和提高质量，这就要求将戴明环"计划-执行-检查-处理"中的最后一个环节"检查-处理"在专业层面上予以充分体现。这种体现不仅能表明学校教学质量管理体系的运行效果，而且能表明持续改进的有效性。

二、持续改进的机制与模式

（一）持续改进的重要机制

专业认证的过程，就是一个持续改进的过程。如果一个专业的持续改进做到位了，那么满足专业认证要求进而通过专业认证就成了必然。使持续改进做到位，就要求被认证的专业建立一种具有"评价-反馈-改进"反复循环特征的持续改进机制，从而实现"3个改进、3个符合"的功能，即能够持续地改进培养目标，以保障其始终与内、外部需求相符合；能够持续地改进基本要求，以保障其始终与培养目标相符合；能够持续地改进教学活动，以保障其始终与基本要求相符合。

（二）持续改进的借鉴模式

1. ABET的"双循环"持续改进模式 具有"评价-反馈-改进"反复循环特征的持续改进机制的建立，是基于某种持续改进模式的。美国工程与技术认证协会（ABET）的工程准则EC2000提出了一个"双循环"持续改进模式。这个改进模式包括校内、校外两个循环：校内循环主要是对基本要求的改进，是通过适时评价基本要求的达成度与符合度，从而不断改进教学活动，修正基本要求，以实现对基本要求的持续改进；校外循环主要是对培养目标的改进，是通过适时评价培养目标的达成度与符合度，从而不断改进基本要求、调整培养目标，以实现对培养目标的持续改进。这一"双循环"持续改进模式同样适用于临床医学教育。

2. 罗杰斯的"双循环"持续改进模式 英国学者罗杰斯（Rogers）于2004年提出了一个持续改进模式。该模式也包含了内、外两个循环，其特点是用箭头清楚地给出了各要素之间的影响关系，这种关系包括：学校办学宗旨直接影响培养目标与基本要求；培养目标受办学宗旨、评估/评价、持续改进反馈、毕业要求的直接影响，且直接影响基本要求；结合外部利益相关者的评估/评价直接影响培养目标，但不直接影响基本要求；能力指标受基本要求、持续改进反馈的直接影响，且直接影响教学活动；教学活动受能力指标和持续改进反馈的直接影响，且直接影响形成证据的评价；形成证据的评价受教学活动的直接影响，且直接影响持续改进反馈；持续改进反馈受形成证据的评价以及解释证据的评价的直接影响，且直接影响培养目标、基本要求、能力指标、教学活动。

3. **"三个循环"持续改进模式**　台湾学者李坤崇提出了"三个循环"持续改进模式。这种持续改进模式清楚地给出了实现持续改进三种功能的途径。其中，外循环是对培养目标的持续改进，内循环是对基本要求的持续改进，成果循环是对教学活动的持续改进。不同的专业可根据其所在学校的教学质量管理体系的不同，选择不同的持续改进模式，建立不同的持续改进机制。然而，一个完善的持续改进机制应该具备"123"特征，即1个目标、2条主线和3个改进。1个目标是保障质量，2条主线包括培养目标的符合度与达成度和基本要求的符合度与达成度，3个改进为培养目标的持续改进、基本要求的持续改进和教学活动的持续改进。这3个改进，通过3个循环来实现。也就是说，通过外循环持续改进培养目标，通过内循环持续改进基本要求，通过成果循环持续改进教学活动。其中，每循环要素之间的逻辑关系，由前述的罗杰斯（Rogers）持续改进模式确定。培养目标和基本要求的符合度与达成度这两条主线，是对其符合度和达成度的评价与改进过程。首先，评价基本要求（培养目标）是否与培养目标（内外需要）相符合，如果不符合，就要改进基本要求（培养目标）；然后，评价基本要求（培养目标）是否达成，如果没有达成，就要改进教学活动（基本要求）。教学活动的改进包括课程体系、师资队伍、支持条件、学生的学习机会、教学过程和教学评价等。教学活动的改进对基本要求的达成是直接的，但对培养目标的达成是间接的。

三、持续改进的效果评价

（一）持续改进的评价内容

对持续改进的评价主要考察三方面：持续改进的机制是否完善；持续改进的功能是否齐全；持续改进的效果是否明显。持续改进的机制是否完善取决于它是否具备了前述的"123"特征；持续改进的功能是否齐全取决于它能否实现前述的"3个改进、3个符合"的功能；持续改进的效果是否明显取决于它是否满足医学教育专业认证标准的要求。

（二）持续改进的评价要求

医学教育专业认证的办学标准有10个方面44条，包括：宗旨及目标、教育计划、学生成绩评定、学生、教师、教育资源、教育评价、科学研究、管理和行政、改革与发展。

总体上讲,这 10 个方面都贯穿着持续改进的思想,但"学生成绩评定"和"教育评价"更加直接指向持续改进。

1. **《标准》对学生成绩评定的要求** 明确为 4 个方面。

一是医学院校必须建立学生学业成绩全过程评定体系和评定标准,积极开展考试方法的研究,应用和借鉴各种先进的考试方法,如多站的客观结构化临床考试、计算机模拟病例考试等。对学生考核类型及成绩评定方法有明确的规定和说明,以便全面评价学生的知识、技能、行为、态度、分析与解决问题能力、获取知识能力及人际交流能力。

二是评价活动必须围绕培养目标和课程的目的与要求,有利于促进学生的学习。提倡进行综合考试,以鼓励学生融会贯通地学习;提倡学生自我评估,以促进学生主动学习能力的形成。

三是在所有考试完成后必须进行基于教育测量学的考试分析,要将分析结果以适当方式反馈给有关学生、教师和教学管理人员,并将其用于改进教与学。

四是管理部门必须制订有关考试具体的管理规章制度、建立专门的组织、规定相应的人员负责。医学院校应该对教师开展考试理论的培训,以提高命题、考试质量。

总体看,就是要能够做到全面、科学地评价学生的知识、技能、行为、态度和能力,其结果能够评价课程支撑基本要求的达成度,以及支撑培养目标的达成度,能够用于对课程教学内容的持续改进,对课程教学方法的持续改进,以及对课程体系的持续改进,甚至对教育资源的持续改进。

2. **《标准》对教育评价的要求** 也确定为 4 个方面。

一是医学院校必须建立教育评价体系,使领导、行政管理人员、教师和学生能够积极参与教育评价活动,形成有效的教育质量监控运行机制,以确保课程计划的实施及各个教学环节的正常运行,并能及时发现问题和解决问题。教育评价必须覆盖各个教学环节,其重点是对办学宗旨和目标、教育计划、教育过程及教育结果状况的检测。

二是医学院校必须确定相应机构,系统地搜集和分析教师与学生的反馈意见,以获得有效的教学管理信息,为改进教学工作提供决策依据。

三是医学院校的教育评价必须有领导、行政管理人员、教职人员和学生参与。教学评价必须有政府主管部门、用人单位、毕业后教育机构的积极参与,并考虑他们对教育计划提出的改进意见,让他们获知教育评价的结果。

四是医学院校必须建立毕业生质量调查制度,从医学毕业生工作环境中搜集改进教育质量的反馈信息。必须将毕业生的工作表现,业务能力、职业素质及就业情况等有关信息,作为调整教育计划和改进教学工作的主要依据。

总体看,就是要明确对教育教学质量由谁来评价、评价什么内容、依据什么标准、怎样评价、评价结果如何应用等问题,构建评价的机构体系、标准体系、程序体系、反馈落实体系,定量与定性相结合,校内与校外相结合,用事实证明,让数据说话，落脚点还是在于不断调整优化办学宗旨和目标、教育计划、教育过程，也就是对专业教育的主要环节进行持续改进。

四、持续改进的常态化路径

保持和提高培养质量，必须不断反馈和评价教育教学工作的效果，发现需要改进的教学环节并进行及时的修正。以往的教学工作水平评估所重视的是静态的、封闭的质量保证体系建设，而专业认证和"卓医计划"的持续改进理念则是要推进动态的、开放的质量保证体系建设。

医学教育标准在多个指标中提出了持续改进的要求，如学生成绩评定、教育评价有专门条款，在其他指标中也贯穿了持续改进的思想。

这些要求都有一个共性，就是要面向培养目标，着眼教学全程，把握达成实现，立足反馈整改，都要求把持续改进作为教学改革建设的常态工作来抓。

（一）及时梳理已有的持续改进机制

目前，高等学校教学质量监控机构通常有教务处、评估中心、教学督导团等，他们各司其职，按照制度规定开展检查、评估、评价等活动，发挥发现问题、解决问题的作用。

通常的制度包括 4 个方面的一系列制度：①教师教学评价制度有：教师课程教学考核制度；教学奖惩制度。②学生学习和综合素质评价制度有：德育工作领导小组讨论审议制度；学生成绩评定分析制度；学生专项检查与考评制度；学生综合素质评价制度；毕业生调查制度。③教学管理评价制度有：教学工作例会制度；学生工作例会制度；教学计划定期修订制度；教学基地检查制度；教授委员会讨论决定建议制度；学院教学督导制度。④教学综合评价制度有：校领导专题研究、分工联系和听课制度；教学委员会专项评议咨询制度；期初、期中、期末教学检查制度；教学督导制度；学院教学工作评估制度。

（二）适时补充完善持续改进机制

主要是补充强化各种检查、评估、评价结果的反馈落实，在内容、环节和要求上予以体现，在细化、落地上下功夫。重点做好 3 件事：

1. 通过整理，完善教育评价的系统结构　大学在加强教学质量评价和学生综合素质评价的基础上，认真探索校内整体教育评价系统，努力形成由教育教学决策系统、运行系统和评估系统组成的多边双向教育评价系统。

教育教学决策系统对教育教学工作做出部署，提出要求，获取来自教育教学运行和评估系统的意见与建议，经过分析研究，形成新的决策和部署，教育教学运行和评估系统予以落实。

教育教学运行系统中的指挥部门，向实施单位各学院布置和检查教育教学日常运行、建设、改革等工作，获取实施过程中的意见与建议，经过分析研究，形成调控指令，各学院予以落实。

教育教学运行系统中的实施单位（各学院），组织实施指挥部门的指令，并反馈执行中的意见与建议。同时，学院内部形成教育教学质量监控系统，教授委员会、教学督导组、教师和学生构成多边双向监控关系。

教育教学运行系统中的指挥部门和实施单位均可向教育教学决策系统反馈意见与建议，同时内部形成质量监控系统。

教育教学评估系统对教育教学运行系统进行评估和督导，评教、评学、评管理，督教、督学、督管理，获取意见与建议，经过分析研究，形成综合或专题评估、督导报告，或向上反馈到教育教学决策系统，或平行发布到教育教学运行系统，发挥促进作用。

2. 通过调整，强化教育评价的主体客体作用　校内，在教育教学决策系统有校领导、教学委员会、德育工作领导小组；在教育教学运行系统有担负教育教学指挥的教务处、学生工作部、招生就业处和担负教育教学运行的各学院，各学院又包括教授委员会、教学督导组、教师、学生。这些人员或机构既是评价主体，同时又是评价客体。教育教学评估系统有教学评估中心、教学督导团。校外，教育和卫生主管部门、用人单位、校友、社会有关人士、专业机构等是第三方评价主体。

3. 通过梳理，规范教育评价的依据、标准和方法

（1）评价依据。围绕办学宗旨和目标、教育计划，开展各项评价活动。其中，学校的发展目标定位、服务面向定位和专业的人才培养目标，是评价的直接依据，国家颁布的医学教育标准和大学生素质教育标准是评价的参照依据。

（2）评价标准。根据人才培养方案的要求制订教学大纲、见习实习大纲、考试大纲；根据专业教育规律和专业改革发展趋势制定管理制度、规范和流程；根据培养环节和对象的特点制订评价的具体指标。各种大纲、制度、规范、指标等构成教育评价的标准体系。

（3）评价方法。在评价标准上，标准参照评价与常模参照评价相结合；在评价功能上，形成性评价和终结性评价相结合；在评价对象上，整体评价和单项评价相结合；在评价主体上，自评与他评相结合；在分析方法上，定量与定性相结合；在评价手段上，实体与虚拟相结合，传统平台与网络平台相结合。

（4）评价结果。评价结果作为教育管理者、教师和学生了解工作和学习情况的依据，重点作为持续改进的依据，辅助作为提职晋级、评先评优的选项条件。

建立完善、持续改进体系是动态的、开放的，不能一劳永逸，也不能自娱自乐，需要通过校外反馈机制所支撑的校外循环对培养目标进行持续改进，通过校内反馈机制和培养目标所支撑的校内循环对毕业要求和人才培养体系进行持续改进，通过专业教学过程质量监控机制所支撑的课内循环对教学环节进行持续改进。这里的校外、校内、课内三个循环，既有不同的改进重点，又有清晰的相互作用。

第四章 卓越医学人才培养目标定位

卓越医学人才教育培养计划不能简单地理解为拔尖人才培养计划，而是要在五年制临床医学专业、临床医学硕士专业学位、拔尖创新和面向农村基层的全科医生等 4 个类型的医学人才培养方面，都进行培养模式改革，既有共性的改革要求，又有个性的改革重点，但都要从培养目标的确定出发。因此，培养卓越医学人才要以培养目标的确定为起点。

第一节 临床医学教育特点与培养模式

在讨论培养目标之前，简要探析临床医学教育的特点以及培养模式的发展变化情况，以便在基本一致的认识基础上讨论培养目标问题。

一、临床医学教育的特点

临床医学是与人们的生命和健康息息相关的学科，与其他高等教育学科专业相比，临床医学教育在人才培养过程中存在着学科发展和行业需求的特殊性。只有正确把握、理解和遵循这些特点，并对相关问题进行深入的思考，才能切实提高临床医学教育教学的水平。

（一）教育本质的社会性

虽然现代临床医学研究的主要内容包括疾病发生、发展过程及其防治的方法等，具有明显的自然科学属性，但人有别于其他动物的本质在于人的社会性。同样，人的健康、疾病与其他动物的健康、疾病之间的差别也在于人的健康的社会性，包括政治、经济、文化等因素，与人体健康都有密切的联系，甚至传染病的传播、流行和防治均具有明显的社会特征。特别是近几年来，医学社会化的趋向越来越明显，因此，临床医师除了必须具有良好的自然科学素质外，还应该具备良好的人文素养。临床医学教育的目的，是培养促进医学科学发展、为人类健康事业服务进而促进卫生事业发展的专门人才，特别是在健康中国建设和全面小康实现的背景下，临床医学所具有的社会性更为显而易见。

（二）教育质量的精英性

精英教育分为传统精英教育和现代精英教育两种。传统精英教育就是广义上的精英教育，其实质是高等教育的一种发展观，体现的是高等教育的发展阶段之一——精英教育阶段，这是一种量的教育；现代精英教育是高等教育大众化阶段下的精英教育模式，它把人才培养的质量放在首位，体现的是一种质的教育。临床医学教育本身具有精英教育的特性，这既体现在量上，但主要体现在质上。从量上讲，临床医学教育的规模要根据社会卫生事业发展的需要和医药卫生教育资源的数量来确定。从质上看，由于临床医学教育所培养的人才在进入医学实践领域后承担的是维护和促进健康的崇高使命，所以，临床医学教育必须是一个高水平高质量的教育过程，必须培养能够为人和人的生命健康负责任的高规格卫生人才，这就需要在医学教育资源规划运用、教育质量和水平的提升等方面提出更高的要求。

（三）教育过程的实践性

临床医学是一门实践性很强的学科，而且这种实践性也贯穿在临床医学教育的全过程中，主要表现为：第一，临床医学教育是以人体为对象，以生命健康为最终目标，这就要求其实践的精细程度极高。第二，临床医学专业教学过程中突出学生的动手、动脑和实际操作的训练，因此临床医学教育的实验教学和实践教学时间长，占整个教学的比重大，特别是临床见习、实习，是临床医学教育的必需环节，教学进程的一半需要在临床教学基地完成。第三，尽管许多临床经验可以通过理论授课等方式得以传承，但大量的医学知识和技能必须在临床实践中获得验证、培养和强化。第四，临床医学教育的最终成果是毕业生具备可以直接应用于临床实践、为保持和促进人群健康服务的一系列能力。

（四）学科专业的综合性

临床医学教育的综合性在于：首先，由于影响健康问题通常是多种因素，既包括自然因素，也包括社会、经济因素，更有心理、精神因素，是多种因素共同作用的结果。其次，个体差异的客观存在，致使同一种疾病有各种不同的表现。再者，疾病的诊断、治疗、康复措施也需要多学科的参与。这些都属于学科的综合性，这种综合性主要表现为学科水平上的综合，如人文社会科学与自然科学的结合、生物理论与工程技术的结合等。

临床医学教育的复杂性在于：首先，表现为研究对象的复杂性。医学是研究人体的科学，人体的形态和机能是很复杂的，影响人的健康和引起疾病的因素就更为复杂。其次，表现为学科分类的复杂性。现代医学的发展与社会发展的关系越来越紧密，它与社会科学、自然科学之间产生的相互联系、相互渗透、相互交叉，使其内容扩展到了医学之外的其他科学领域，导致医学的分科越来越细，交叉边缘学科也越来越多。第三，表现为学习内容的复杂性。随着经济的发展和科技的进步，生物医学的迅速发展，医学的基础及临床各个学科都取得了飞速进展，致使临床医学教育的学习科目繁多而且复杂。

（五）教育成本的高值性

由于培养目标和培养过程的特殊性，使得临床医学教育是一种高成本高投入的教育。一方面，由于临床医学教育的实践性，导致临床医学教育设计了大量的实践性教学环节，这就需要大量的实验和实践设备、实验用标本以及实验用药品试剂的投入；在临床教学过程中所涉及的实践设备费、病例使用费等消耗性费用也非常大。另一方面，在临床医学教育过程中，特别是在临床实践环节的教学过程趋向于个体化教育，这样，所需要的教师、器材资源投入相对别的专业教育也要大得多。临床医学专业办学要求规定1∶8的师生比，对附属医院、教学医院和实习医院的特别规定，对实验动物鼠、兔、狗及其动物实验条件的特殊要求等，都显示了临床医学专业教育成本的高值性。

（六）教育结果的高期望性

临床医学教育培养出来的学生是未来的医师，他们都是未来守卫人群健康的使者。其高期望性表现在相互依存的两个方面：一方面，每个进入临床医学学习的学生都对自己有一个较高的期望，期望自己在学校可以学到并学好当今世界最尖端、最前沿的医学知识，以便日后能够利用这些知识为社会服务，成为名医大师，实现自己的人生价值；另一方面的期望则来自于社会，其中的特定成员如医学生的家庭成员、罹患疾病者及其家庭成员，他们对这些医学生抱有极大的期望，期望他们在校学有所成，将来能在疑难杂症的攻克中大显身手，能在医疗工作的实践中"妙手回春"。

（七）教育过程的终身性

临床医学教育是教育界最早实现终身教育模式的教育，这是由多方面的因素所共同决定的。这些因素有经济、社会和科学文化的发展，服务对象以及任务的特殊性等。另外，它的终身教育不仅体现在时间顺序的概念上，更重要的是体现在同一时间的教育和卫生行业空间的密切结合，即临床医学的终身教育，在时间上要伴随临床医师的整个职业生涯，在内容上要跨越临床实践和理论教育两个领域。目前，正在推进实施的院校教育——毕业后教育——继续教育体制，就是体现教育过程终身性的制度安排。

（八）教育标准的国际性

虽然临床医学教育同其他学科的教育一样，必须具有自己国家和民族的特色，受本国文化的影响，但医学具有自然科学属性，疾病的产生、发展和防治等机制具有同一性，尤其是在经济全球化和信息科学技术高速发展的条件下，更应该重视这种同一性。随着国际交流与合作的加强，除了外国医师可以在我国执业外，同样也会有中国的医师到其他国家执业。充分认识医学教育标准的国际化，有助于提高医学教育水平，而且也为本国医学人才是否能够跨出国门以及其发展是否可能得到国际的认同打下坚实的基础。临床医学专业认证标准就是基于与国际标准实质等效理念而制定的，凸显了教育标准的国际性。

综上所述，高等医学院校临床医学专业教育的特殊性不容忽视，也正是由于这些特殊性的存在，决定了临床医学教育在办学过程中必然需要具备一系列的特殊要求和一系列的特殊措施。

二、临床医学专业人才培养模式

（一）人才培养模式

1. **人才培养模式的政府文件表述** 教育部 1998 年公布的《关于深化教学改革，培养适应 21 世纪需要的高质量人才的意见》中将"人才培养模式"表述为"高等学校为学生构建的科学知识、能力水平、素质结构，以及实现这种培养所需的方式。"这个表述表明了模式中的要素包括培养目标以及实现这个目标的方式，而对培养目标的要素又明确为知识、能力和素质。因此，这个表述既规定了人才特征，也体现了教育思想和教育观念。类似的表述还有：人才培养模式是学校对学生的知识、能力和素质等要素所设计的结构形式，以及为实现这种结构形式所采用的途径和方式。

2. **人才培养模式的多元认识** 国内学者于 20 世纪 90 年代提出"人才培养模式"概念，之后，教育界广大学者对人才培养模式积极讨论研究。对人才培养模式的理解从要素结构上看包括两个语义段，一是人才培养，二是模式。人才培养是指对人才进行教育、培训的过程。模式（pattern，design，mode）即事物的标准样式。《现代汉语词典》解释为：某种事物的标准形式或使人可以照着做的标准样式。从名词结构看是偏正结构，重点在于模式。

有学者认为："人才培养模式是在特定教育理论的指导下，由人才培养目标、培养方案、教育制度、培养过程等要素构成的相对稳定的教育教学过程与运行机制的总称，即对人才培养的目标、方式和规格的整合，再通过优化组合建立出来的培养模式"。这个表述对内涵要素讲得更明确，把教育理论指导和过程机制包含了进来，扩充了组成要素。类似的表述还有：

人才培养模式是指在一定的现代教育理论、教育思想指导下，按照特定的培养目标和人才规格，以相对稳定的教学内容和课程体系、管理制度和评估方式，实施人才教育的过程的总和。

人才培养模式是在特定的教育理论和教育思想指导下，为达到最初所设定的培养目标而研究制订的教育教学计划和教育运行方式，主要包括专业设置、教学方式、课程体系及非教学培养途径等。

人才培养模式是教育理论在教育实践中的表现形式，它规定了人才培养的目标和规格，明确人才培养的方式和途径，包括课程体系、课程内容、教学方法、教材建设和考核评价等。

1998年在教育部召开的第一次全国普通高校教学工作会议上，时任教育部副部长的周远清同志曾对人才培养模式作出过阐述，他认为所谓的人才培养模式，实际上就是人才的培养目标和培养规格以及实现这些培养目标的方法或手段。

学者对人才培养模式的研究，不仅研究它的概念，还研究它的意义、组成、特点、影响构建的因素、创新模式的必要性及其途径。例如，对于组成要素的关系研究认为，人才培养目标与宗旨是人才培养模式的指导性思想，也是学校制订课程方案、教学内容和教学方法的依据。研究认为对人才培养模式的意义：人才培养模式是高等学校教育教学体系的中心环节。研究认为对于影响因素和创新动机：人才培养模式是建立在社会对人才的基本素质需求的基础上，各个时代对人才的素质有不同的要求，随着社会、经济、政治、文化的不断发展，高等学校的人才培养模式需要进行不断的变革和创新。

当前，我国关于高等人才培养模式的研究主要体现为两种趋势：理论层面的趋势和实践层面的趋势，前者主要从理论研究入手，着重于探讨"人才培养模式"的组成、特点、内涵及如何迎合社会发展的需求，构建社会发展需要的人才培养模式；后者主要是针对实践的层面进行研究，通过实施高校人才培养模式的改革实践工作，将实际取得的经验和做法归纳上升为理论的总结，通过归纳分析上升为理论。

3. 人才培养模式的基本涵义　具体包括4层涵义：①培养目标和规格；②为实现一定的培养目标和规格的整个教育过程；③为实现这一过程的一整套管理和评估制度；④与之相匹配的科学的教学方式、方法和手段。可用简化的公式表示人才培养模式的涵义为：目标+过程与方式，也就是：教学内容和课程+管理和评估制度+教学方式和方法。

（二）高等医学人才培养模式的要素表现

1. 从目标要素看，表现为学位的设置　包括博士学位、硕士学位（又区分为学术型学位和专业学位）、学士学位。

2. 从过程要素看，表现为学制的安排　包括三年制专科、五年制本科、七年制本硕融通和八年制本硕博融通。我国于1988年开始在全国13所医学院校的临床医学和口腔医学两个专业试办7年制本硕融通医学教育，学生毕业时授予医学硕士学位，从2001年开始又相继在全国13所医学院校试办八年制本硕博融通医学教育，学生毕业时授予医学博士学位。从2014年开始，将七年制临床医学教育统一调整为"5+3"一体化人才培养模式。

3. 从培养过程看，还表现为培养阶段的安排　例如，五年制的培养阶段安排为3年基础、1年见习、1年实习，或者两年半基础和两年半临床。八年制教学阶段安排为医学预科阶段 2.5 年,基础医学阶段 1.5 年,临床医学阶段为 3 年 4 个月,科研训练 8 个月。也有安排为 5 个阶段,第一阶段:第 1～4 学期为公共基础课,医学基础课;第二阶段:第 5～8 学期为医学基础课,基础医学课题设计、实施及论文答辩;第三阶段:第 9～13 学期为医学专业课;第四阶段:第 14～15 学期为临床实习;第五阶段:第 16 学期为二级学科及个性化培养,毕业论文。通常说的"3+2"或"2.5+2.5"或"2.5+1.5+3+1"模式,实际上就是完整培养模式中的培养过程要素的简化表述。

(三)临床医学人才培养模式

1. 文本表述 将上述定义具体应用到临床医学,可以对临床医学人才培养模式表述为:高等医学教育机构为临床医学专业学生构建的知识、能力、素质以及实现这种组合结构的方式,包括培养目标、培养规格和具体培养方式。其下位模式或称为子模式包括课程设置模式、教学模式、评价模式、管理模式等,每一个子模式下还可细分,如课程设置模式细分为理论课程设置模式、实践课程设置模式;教学模式可细分为课堂教学模式、实验教学模式、实习带教模式等;评价模式可细分为学业成绩评价模式、综合评价模式等;管理模式可细分为基础教学管理模式、临床教学管理模式等。

2. 演变轨迹 我国高等医学人才培养模式演变大体呈现这样的轨迹:由于传统的中医学科特点以及早期欠发达的医学教育水平,最初实行的是简单形态的"跟师"式医学人才培养模式。由于西医的传入和新中国成立前后时期对医务工作者的大批量需求,在前苏联经验的影响下,出现了"实用规模"型培养模式。又随着医学科学和国力的发展,逐渐形成了"综合型"培养模式,并还在不断探索调整之中。之所以发展形成"综合型"培养模式,主要是因为:国家现代化进程加快,对医学人才需求规模扩大,规格增多;生物-心理-社会医学模式逐步成为主导模式,医学科学向既综合又分化的方向发展,因此必须整合学科体系,加强理论与临床结合,注重个性培养,重视人文素质,加大对外开放。临床医学专业人才培养模式的发展轨迹也不例外。

3. 基本现状 在我国,目前高中毕业生通过高考后,根据志愿就有资格进入医学院学习。除西部地区和其他经济欠发达地区还有少量三年制医学专科教育(不授学位)以外,我国大部分医学院实行本科教育(5 年)和以本科为基础的硕士教育(3 年)、博士教育(3 年),部分院校还开办七或八年长学制医学教育。但是,我国在医学教育体制中没有一个完善的会考制度,不能对在校学生进行筛选,绝大部分学生只要通过学校每门功课的测试,就能拿到临床医学本科毕业文凭,从事医生职业(当然还需要取得执业医师资格证)。5 年的本科教育中,基础教育 2 年半,临床课程学习包括见习 1 年半,实习期 1 年。基础课程、临床课程和见习实习内容基本按照国家统一教学大纲执行,各医学院校缺乏相对的自主权。

近年来，国家批准在一些学校陆续开设七年制或八年制医学教育，增加了学生临床基本理论学习和基本技能培训的时间，增加了学生基础和临床科研训练的时间，并要求完成 1 篇有一定学术水平的学位论文，毕业时可授予硕士（七年制）或博士学位（八年制）。这些探索范围小，可借鉴可复制性还比较局限。

4. 主要特点　现行临床医学教育模式呈现 3 个特点：①学制和培养目标要求具有显著的多样性，反映了我国的医学教育对经济社会发展高度不平衡的现状的适应性。②五年制本科临床医学专业教育基本要求全国统一，规范性较高，成为主流模式，在教育目标、教育内容和教育方法等方面与发达国家主流模式相比还有差距，尤其是人文素质教育和实践能力培养虽然被提到了前所未有的高度，但切实可行的措施还在探索之中，效果仍然需要观察。③学校内教育包括了实习 1 年，有利于促进从医学生到初级医生的过渡。

第二节　卓越医学人才培养目标确定

确定卓越医学人才的培养目标应做到要素齐全，程序到位，更重要的是应努力做到依据充分，目标合理。

一、卓越医学人才培养目标确定的相关因素

（一）培养目标与教育目的

1. 培养目标　是指教育目的在各级各类学校教育机构的具体化。它是由特定社会领域和特定社会层次的需要所决定的，也随着受教育对象所处的学校类型、级别而变化。为了满足各行各业、各个社会层次的人才需求和不同年龄层次受教育者的学习需求，才有了各级各类学校的建立。各级各类学校要完成各自的任务，培养社会需要的合格人才，就要制订各自的培养目标。

2. 教育目的　广义的教育目的是指，存在于人的头脑之中的对受教育者的期望和要求。狭义的教育目的是指，由国家提出的教育总目的和各级各类学校的教育目标，以及课程与教学等方面对所培养的人的要求。教育目的可分为理论形态和实践形态，理论形态的教育目的是人们根据现存的社会条件和教育目的的基本理论所提出的具有某种倾向性的教育目的。也称为"应然的教育目的"。实践形态的教育目的是指教育工作者或与教育有直接联系的人（如学生、家长），在自己的教育行为中所实际追求的教育目的。也称为"实然的教育目的"。教育目的包括国家层面的教育总目的、各级各类学校的培养目标、课程目标和教学目标等 4 个层次，共同构成从抽象到具体的完整的目标体系结构。

因此，教育目的与培养目标是普遍与特殊的关系。只有明确了教育目的，各级各类学校才能制订出符合要求的培养目标；而培养目标又是教育目的的具体化。

教育目的是针对所有受教育者提出的，而培养目标是针对特定的教育对象而提出的，各级各类学校的教育对象有各自不同的特点，因此制订培养目标需要考虑各自学校学生的特点。

（二）培养目标构成要素与主要依据

1. 培养目标构成的内容要素 从抽象看，培养目标包含两个要素：一是就教育所要培养的人的身心素质做出规定，即提出受教育者在知识、智力、品德、审美、体质诸方面的发展要求，以期受教育者形成某种个性结构；二是就教育所要培养的人的社会价值做出规定，即指明这种人符合什么社会的需要或为什么阶级的利益服务。从具体看，培养目标包含 4 个要素：一是品德素养规定；二是知识广度深度规定；三是技能广度程度规定，四是服务面向岗位指向规定。

2. 培养目标确定的主要依据 既要适应社会经济发展尤其是医疗卫生事业发展的需要，又要适应医学学科发展的需要，还要与学校的办学定位相吻合。

从外部看，医疗卫生事业发展对医学人才的多样性需求是极其重要的依据，既决定需求的总体规模，也决定需求的层次结构。我国常见病和多发病的现实表明，五年制本科临床医学专业人才是需求的主体，是二级医院的骨干力量。规模大对培养质量产生不可避免的影响，因此，在规定知识、技能的程度时，必然要考虑规模因素。同时，适应医药卫生体制改革的总体要求，需要培养一大批高水平医师；适应国家医学创新和国际竞争对高水平医学人才的要求，深化长学制临床医学教育改革，培养一批高层次、国际化的医学拔尖创新人才；适应农村医疗卫生服务需求，深化面向基层的全科医生人才培养模式改革，培养大批农村基层实用型全科医生。这些"适应"则是确定人才培养目标的重要依据，需要通过多途径多形式的调查研究和分析研判，以获得较为准确的全面的需求信息。

从外部看，本校历届和应届毕业生、用人单位、第三方教育教学评价机构的反馈意见是又一方面极其重要的依据，既影响总体目标定位的确定，也影响基本培养要求的细化。对历届毕业生的就业去向和竞争优势分析结果，也是不可忽视的重要依据。

从内部看，确定临床医学专业人才培养目标，需要与学校的办学定位相吻合。例如，南华大学办学定位包括 6 个方面，即①办学类型定位：通过一定时期的努力，建设成为省内一流、国内知名、具有国际影响、特色鲜明的高水平教学研究型大学；②办学层次定位：以本科教育为主，积极发展研究生教育，适度发展留学生教育和继续教育；③服务面向定位：立足湖南，面向全国，服务国防科技事业、核工业、医疗卫生事业、环保事业和地方经济社会发展；④教育形式定位：以全日制学历教育为主，兼顾其他国民教育和非学历教育；⑤学科门类定位：以工、医学科为主，哲学、经济学、法学、文学、理学、管理学、艺术学等多学科协调发展；⑥本科教育人才培养目标定位：培养基础扎实、专长突出、实践能力强、富有创新精神、勤勉务实、甘于奉献的高素质应用型高级专门人才。要分析和明确临床医学专业定位与学校办学定位的关系，一般表现为专业培养目标定位与学校办学定位呈现出一脉相承关系，在专业特色与优势上呈现出内涵充实关系。

从内部看，确定临床医学专业人才培养目标，还需要明确相关学科的支撑情况。一般要分析所依托的一级学科学位授予权、专业硕士学位点和各级重点学科建设情况，还要分析所拥有的支撑平台，包括协同创新中心、研究生培养创新基地、重点实验室、产学研合作示范基地、实践教学中心等立项和建设情况，要清晰明确在学科渊源上所呈现的共源分流关系。

从内部看，确定临床医学专业人才培养目标，还需要抓住中心环节。"学校教育、毕业后教育、继续教育在内的多层次、多规格的医学教育体系"表明，五年制临床医学专业人才既是临床医学硕士专业学位人才培养的前期阶段，又是拔尖创新医学人才选拔的基本来源，还是继续教育的重要主体。因此，在确定各层次临床医学专业人才培养目标时，应将确定五年制临床医学专业人才的培养目标作为中心环节，必须考虑与毕业后教育、继续教育的衔接因素，力求做到在知识、技能、素质上打下必要的基础。

归纳起来，适应需求不缺位，适应层次不越位，与学校定位相吻合，有依托学科相支撑，是合理确定培养目标的重要维度。

培养目标确定后，要采取多种措施加以宣传，提高知晓度。①面向学生的宣传方式主要有：通过招生宣传和校园开放日，介绍专业培养目标、学生主要就业领域及职业规划。新生入学时，发放本科专业学习指南，详细阐述专业培养目标，并安排专业教育，介绍培养方案（目标）、主要模块及开设的主要课程。学院网站和专业网站内容中包含专业培养方案（目标）。②面向教师的宣传方式主要有：从网络对本专业每位教师发送培养方案（目标）的电子版。本专业每位教师均参与培养方案（目标）的修订。学院办公室存有专业培养方案（目标）纸质版供教师查阅。学院网站、专业网站刊有本科培养方案（目标）。③针对社会的宣传方式主要有：在培养目标的制订、修订过程中，卫生行业专家参与，知晓培养目标的内涵，并对具体的内容提出意见和修改建议。通过学生在医院实习，毕业生回母校联谊等环节，向用人单位和社会各界宣传本专业的培养方案（目标）。每年向社会发放招生简章，内容中涵盖专业培养目标，供社会和考生家长了解本专业，有针对性地填报志愿。向社会发放学校就业宣传手册，使用人单位了解本专业的培养目标和学生的竞争优势。社会可以通过访问学院网站和专业网站的方式深入了解本专业培养目标。相关宣传材料可以浏览学校招生就业网站、教务在线网站和学院网站。同时，学院资料室有相关纸质材料存档。

二、卓越医学专业人才培养目标制（修）订的一般程序

（一）明确培养目标制（修）订的相关要求

1. **出台人才培养方案**（目标）**管理办法** 以指导各专业对人才培养方案（目标）的修订。同时，学校在每次人才培养方案（目标）制订或修订时，需依据国家的教育政策和学校的教育教学现状，下达人才培养方案修订指导性意见。

2. **明确培养目标制（修）订的周期** 专业每 3～5 年开展一次培养方案（含培养目标）的大修订，每年上半年组织有关人员对培养方案及培养目标进行微小调整。在所定培养方案执行过程中，如遇国家或行业推行重大改革、颁布标准规范，则可以申请对培养方案进行适应性修订。

3. **明确培养目标制（修）订的人员** 在学校教务管理部门的领导下，各专业的培养目标修订工作的主要执行人为各学院主管教学的副院长和专业负责人；参与者为专业教师、用人单位代表、卫生行业专家和毕业生校友。

（二）组织培养目标的制（修）订工作

1. **收集整理信息** 广泛开展社会调查，了解经济发展和科技进步对人才的要求，论证专业培养目标；收集整理学校和专业内部反馈以及外部反馈意见，内部反馈如专任教师对培养目标的修改意见、本专业学生就业和考研情况等；外部反馈如毕业生调查意见、用人单位及社会对毕业生评价反馈意见等。

2. **提出指导意见** 教务管理部门提出制订、修订各专业人才培养方案的指导意见。

3. **拟订** 各学院依据指导意见的要求，组织专业负责人、系主任、骨干教师在充分调研论证的基础上，拟订各专业人才培养方案。

4. **讨论** 各学院组织相关人员包括校内外专家、医院负责人、学生等，对本学院各专业拟定的人才培养方案进行讨论、修改，学院教学指导委员会审定后报教务管理部门。

5. **审议** 教务管理部门组织专家审议各专业人才培养方案，各学院根据专家审议意见修改定稿后报教务管理部门。

6. **通过** 教务管理部门汇总各专业人才培养方案，报主管校长审阅后提交学校教学指导委员会研究通过，录入教务系统，并印发各学院执行。

三、卓越医学人才培养目标合理性评价机制

科学制订、修订专业人才培养目标，需要建立多主体、多指标、分阶段的人才培养目标合理性评价机制，定期对培养目标的实现与否进行评价（表 4-1）。

表 4-1　临床医学专业培养目标合理性评价机制架构表

阶段	数据	来源	周期	主要评价人
学年评价	毕业生毕业率、获学位率和就业率等数据；专业考研基本数据；用人单位评价	应届毕业生座谈会；毕业生就业与考研数据统计；毕业生调查资料；毕业生数据统计；用人单位调查资料	每学年1次	教学院长；专业负责人；专业教师；督导专家；应届毕业生代表；用人单位代表
综合评价	5年中的学年评价；培养目标合理性评价；卫生行业专家评价；用人单位评价	学年评价数据；用人单位调查资料；卫生行业专家评价资料；日常积累资料	每5年1次	学院教学指导委员会成员；卫生行业专家；专业教师；往届毕业生代表；用人单位代表

（一）培养目标合理性评价的四个主体

临床医学专业人才培养目标合理性评价的主体包括：

1. **教师**　承担本专业理论和实践教学的专任教师，主要就培养方案对培养目标的支撑度提出评价意见。

2. **校友**　从校友主流职业发展与培养目标的吻合度中得到反馈意见。

3. **毕业生**　从毕业生"出口"能力与目标期望的吻合度中得到反馈意见。

4. **用人单位**　就人才的需求与培养目标的吻合度得到反馈意见。

（二）培养目标合理性评价的三个指标

1. **用人单位对本专业毕业生的认可度**　深入学生就业单位调研，与就业单位人力资源部门以及现场专家座谈，听取用人单位对毕业生的专业知识、专业技能和立足专业岗位发展潜力的认可度。

2. **本专业毕业生的满意度**　开展本专业往届毕业生就业质量调查，从毕业生综合素质、专业核心知识和职业能力、就业岗位和角色等方面统计毕业学生对本专业人才培养目标的满意度。

3. **本专业学生就业领域的吻合度**　对近5届毕业率、获学位率和就业情况进行统计，分析毕业生就业的单位性质、行业分布是否与本专业培养目标定位相一致，能否满足社会需要。对近5年毕业生考研录取情况进行统计，从一个侧面分析培养目标中规定的基础知识、基本理论的合理性。

（三）培养目标评价的两个阶段

学校和学院定期分阶段对培养目标的实现情况进行评价，包括学年评价和综合评价2个阶段。

1. **学年评价**　每学年由教学院长、专业教师、应届毕业生代表、用人单位代表组成评价小组，对培养目标达成度进行评价。评价主要依据是：

（1）用人单位对毕业生的评价和认可。根据学生就业去向，每学年通过对用人单位开展问卷调查和现场访谈、召开毕业生座谈会和毕业生访谈等方式，听取用人单位对毕业生质量的评价。

（2）本专业学生毕业率、获学位率和就业率。应届毕业生学生毕业率、获学位率和就业率。

（3）本专业考研率。考取研究生的考研率及学校分布。

（4）毕业生调查。制订毕业生调查表，通过调查已就业的学生，就专业培养目标的科学性、满意度以及培养计划的实现状况等问题进行调查。

（5）应届毕业生座谈。召开应届毕业生座谈会，就毕业生在实习、工作岗位选择、就业面试、考研面试过程中涉及的要求与专业培养目标和培养计划的关系进行调研。

2. **综合评价**　每5年由学院教学指导委员会成员、专业负责人、专业教师、企业行业专家、应届/往届毕业生代表和用人单位代表组成的评价小组，对培养目标合理性进行评价，并为培养目标与培养方案的修订奠定基础。

根据学校培养方案（含培养目标）的修订流程，专业培养目标的修订进入如下程序：

第一，由评价小组根据过去几年中专业办学情况和培养目标合理性评价结果，提交培养目标的修订初稿。

第二，专业负责人根据评价小组提交的培养目标修订初稿，提出培养目标修订的基本意见，负责召开专业培养目标、培养方案修订研讨会，由专业负责人、专业教师、卫生行业专家、用人单位代表、毕业生校友等参加。

第三，学院负责召开专业培养目标和培养方案修订审议会，由院教学指导委员会、专业负责人和专业教师代表参加，审议通过新的培养目标和培养方案。

第四，学校教务处最终审定通过修改后的专业培养目标和培养方案。

四、卓越医学人才培养目标的表述文本

人才培养目标的物质形态是一段表述文本。逻辑意义上可分为4段，即品德素养、知识技能、服务面向和人才类型。

（一）五年制本科临床医学专业人才培养目标

1. **专业目录的表述**　教育部颁布的《普通高等学校本科专业目录和专业介绍（2012年）》对临床医学类专业的培养目标、培养要求、主干学科、核心课程等做出了基本规定。

规定培养目标为：培养适应医药卫生事业发展需要，具有良好职业素养、初步临床工作能力、终身学习能力和进一步深造基础，能在各级卫生保健机构在上级医师的指导与监督下，从事安全有效的医疗实践的应用型人才。

明确培养要求为：本专业学生主要学习自然科学、基础医学和临床医学方面的基本知识与基本理论，接受临床技能、沟通技能等方面的基本训练，掌握初步的医疗、健康宣传、自主学习和终身学习的能力。

确定主干学科为：基础医学、临床医学。核心课程为：人体解剖学、组织胚胎学、生理学、生物化学、病理学、诊断学、内科学、外科学、妇产科学、儿科学。

指明主要实践性教学环节为：临床见习、临床实习等。主要专业实验为：普通化学实验、生物物理实验、机能实验等。

我国高等本科医学教育的招生对象为高中毕业或具有同等学力者，普通本科以五年学制为主。学生按教学计划完成全部课程学习和毕业实习，成绩合格，准予毕业。凡符合《中华人民共和国学位条例》规定者，同时授予学士学位。

2. 专业标准的表述　教育部、原卫生部 2008 年颁布的《本科医学教育标准——临床医学专业（试行）》在"本科临床医学专业毕业生应达到的基本要求"中规定了培养目标。指出：医学毕业生的质量是衡量医学院校教育质量的最终标准。本科临床医学专业教育的目标是培养具备初步临床能力、终身学习能力和良好职业素质的医学毕业生。毕业生作为一名医学从业人员，必须有能力从事医疗卫生服务工作，必须能够在日新月异的医学进步环境中保持其医学业务水平的持续更新，这取决于医学生在校期间获得的教育培训和科学方法的掌握。

在这一文本表述中，使用了"初步临床能力"、"终身学习能力"和"良好职业素质"三个词组，偏正结构，修饰词表明了程度、范围和性质。对临床能力的要求是"初步的"，不是"丰富的"，也不是"娴熟的"；对学习能力提出要求是终身学习，不只是在校学习，也不只是在职学习，而是贯穿终身的学习，尤其是自主学习；对职业素质要求是"良好的"，不是"优秀的"，也不是"合格的"。这些规定定位准确，不缺位也不越位，克服了比较常见的攀高、趋上的弊端。

2016 年修订版从 4 个方面明确了 34 条基本要求：

【科学和学术领域】

1.1 具备自然科学、人文社会科学与行为科学、生物医学、公共卫生、临床医学等学科的基础知识和掌握科学方法，并能用于指导未来的学习和医学实践。

1.2 能够应用医学等科学知识处理个体、群体和卫生系统中的问题。

1.3 能够描述生命各阶段疾病的病因、发病机制、自然病程、临床表现、诊断、治疗以及预后。

1.4 能够获取、甄别、理解并应用医学等科学文献中的证据。

1.5 掌握中国传统医学的基本特点和诊疗基本原则。

1.6 能够应用常用的科学方法，提出相应的科学问题并进行探讨。

【临床能力领域】

2.1 具有良好的交流沟通能力，能够与患者、家属、医生和其他卫生专业人员等进行有效的交流。

2.2 能够全面、系统、正确地采集病史。

2.3 能够系统、规范地进行体格检查及精神状态评价，规范地书写病历。

2.4 能够依据病史和体格检查中的发现，形成初步判断，并进行鉴别诊断，提出合理的治疗原则。

2.5 能够根据患者的病情、安全和成本效益等因素，选择适宜的临床检查方法并能说明其合理性，对检查结果能做出判断和解释。

2.6 能够选择并安全地实施各种常见的临床基本操作。

2.7 能够根据不断获取的证据做出临床判断和决策，在上级医生指导下确定进一步的诊疗方案并说明其合理性。

2.8 能够了解患者的问题、意见、关注点和偏好，使患者及家属充分理解病情；努力同患者及家属共同制订诊疗计划，并就诊疗方案的风险和益处进行沟通，促进良好的医患关系。

2.9 能够及时向患者和家属／监护人提供相关信息，使他们在充分知情的前提下选择诊断和治疗方案。

2.10 能够将疾病预防、早期发现、卫生保健和慢性疾病管理等知识和理念结合到临床实践中。

2.11 能够依据客观证据，提出安全、有效、经济的治疗方案。

2.12 能够发现并评价病情程度及变化，对需要紧急处理的患者进行急救处理。

2.13 能够掌握临终患者的治疗原则，沟通家属或监护人，避免不必要的检查或治疗。用对症、心理支持等方法来达到人道主义的目的，提高舒适度并使患者获得应有的尊严。

2.14 能够在临床数据系统中有效地检索、解读和记录信息。

【健康与社会领域】

3.1 具有保护并促进个体和人群健康的责任意识。

3.2 了解影响人群健康、疾病和有效治疗的因素，包括健康不公平和不平等的相关问题，文化、精神和社会价值观的多样化，以及社会经济、心理状态和自然环境因素。

3.3 能够以不同的角色进行有效沟通，如开展健康教育等。

3.4 解释和评估人群的健康检查和预防措施，包括人群健康状况的监测、患者随访、用药、康复治疗等方面的指导等。

3.5 了解医院医疗质量保障和医疗安全管理体系，明确自己的业务能力与权限，重视患者安全，及时识别对患者不利的危险因素。

3.6 能够了解我国医疗卫生系统的结构和功能，以及各组成部门的职能和相互关系，理解合理分配有限资源的原则，以满足个人、群体和国家的健康需求。

3.7　能够理解全球健康问题以及健康和疾病的决定因素。

【职业素养领域】

4.1　能够根据《中国医师道德准则》为所有患者提供人道主义的医疗服务。

4.2　能够了解医疗卫生领域职业精神的内涵，在工作中养成同理心、尊重患者和提供优质服务等行为，树立真诚、正直、团队合作和领导力等素养。

4.3　能够掌握医学伦理学的主要原理，并将其应用于医疗服务中。能够与患者、家属和同行等有效地沟通伦理问题。

4.4　知晓影响医生健康的因素，如疲劳、压力和交叉感染等，并注意在医疗服务中有意识地控制这些因素。同时知晓自身健康对患者可能构成的风险。

4.5　能够了解并遵守医疗行业的基本法律法规和职业道德。

4.6　能够意识到自己专业知识的局限性，尊重其他卫生从业人员，并注重相互合作和学习。

4.7　树立自主学习、终身学习的观念，认识到持续自我完善的重要性，不断追求卓越。

这些要求具体明确，是课程体系构建、保障体系构建的基本依据，也是培养模式改革的核心要素。

3. 安徽医科大学的表述文本　依照医学教育标准的要求，针对我国医学教育种种不足，结合"卓越医生"培养的中"职业道德"和"临床实践能力"的核心要素，确立五年制临床医学专业卓越医生培养总体目标为"强人文、厚基础、重技能、高素质"，旨在培养具有良好的职业道德素养，扎实的人文自然科学知识，深厚的医学基础知识，较强的临床实践能力、临床分析和思维能力，具备基本的科研创新能力，良好的自我学习和终身学习能力的医学本科毕业生。基本要求是：

（1）知识目标要求：通过系统的本科层次临床医学教育，学习医学方面的基础理论和基本知识，受到人类疾病的诊断、治疗和预防方面的基本训练，掌握基础医学、临床医学、预防医学的基本理论、基本知识，具有对人类疾病的病因、发病机制做出分类鉴别的能力。

（2）技能目标要求：具有全面、系统、正确采集病史的能力，掌握常见病、多发病诊断处理的临床基本技能，具有对急、难、重症的初步处理能力。掌握医学文献检索、资料调查的基本方法，具有一定的科学研究和实际工作能力。

（3）思想道德与职业素质目标要求：遵纪守法，树立科学的世界观、人生观、价值观，珍视生命，关爱病人，具有人道主义精神，具有高尚的道德情操和文明行为举止，尊重生命和健康，对患者有大爱之心，关爱之情。

4. 南华大学的表述文本　①南华大学确定五年制本科临床医学专业人才培养目标为：培养热爱祖国、服务人民，适应社会医疗卫生事业需求，具有高尚的职业道德和社会责任感，扎实的基本理论知识、熟练的基本技能、初步的临床工作能力、良好的医学人文素养和可持续发展潜能的高素质应用型医学人才。②南华大学五年制本科全科医学人才培养目标为：培养适应医药卫生体制改革和人民健康需要，具有良好的敬业精神和职业道德，具备较广泛的人文科学知识和较宽厚的自然科学知识基础，具备基础医学、临床医学的基础知识、基本理论和基本技能，具备一定的医学预防知识和中医药知识，具备终生学习的能力，具有较高医疗卫生服务能力与水平，基本满足人民群众的基本医疗卫生服务需求。毕业后能在乡镇卫生院和社区卫生服务机构等部门从事以个人为中心、以家庭为单位、以社区和乡镇为范围的融"预防、保健、诊断、治疗、康复、健康管理"六位一体服务的能起到促进农村和社区医疗卫生事业发展作用的实用型全科医生人才。基本要求是：掌握临床医学的基础知识、基本理论；了解基础医学、预防医学的基础知识、基本理论；掌握人类疾病病因、病理分类、鉴别的基本理论知识和技术；掌握常见病、多发病诊断处理的临床基本技能；掌握临床常见急症的急救程序、危急症抢救技术操作规程。具有规范的医疗文书写作能力；熟悉国家卫生工作方针、政策和法规；具有预防医学、循证医学和中医学的基本知识；具有妇幼保健和健康宣传教育能力；掌握计算机应用的基本方法；具有基本的人文、科学和艺术素养及伦理道德的价值判断能力；具有良好的人际交流、沟通和协调能力。

（二）临床医学硕士专业学位研究生培养目标

1. 教育部指导性方案明确的培养目标 2015年6月，教育部提出《临床医学硕士专业学位研究生指导性培养方案》，在第一条中明确了培养目标与要求：

（1）培养热爱医疗卫生事业，具有良好职业道德、人文素养和专业素质的临床医师。

（2）掌握坚实的医学基础理论、基本知识和基本技能，具备较强临床分析和实践能力，以及良好的表达能力与医患沟通能力。能独立、规范地承担本专业和相关专业的常见多发病诊治工作。

（3）掌握临床科学研究的基本方法，并有一定的临床研究能力和临床教学能力。

（4）具有较熟练阅读本专业外文资料的能力和较好的外语交流能力。

2. 南华大学"卓医计划"项目确立的培养目标 体现专业特点，服务医改大局，立足地方大学定位，培养人文素质全面、专业理论厚实、专科知识系统、专科技能娴熟，具有突出的临床分析和思维能力以及较强的临床科学研究能力，完全适应地方医疗卫生事业发展需要、能够引领地方医疗卫生技术进步的高水平、高素质临床医师。基本要求如下：

（1）人文素质目标要求：①树立科学的世界观、人生观、价值观和社会主义荣辱观，热爱祖国，忠于人民，珍视生命，关爱病人，具有高尚的人道主义精神、良好的职业道德素质，依法行医，愿为祖国临床医学事业的发展和人类身心健康奋斗终生。②具备高度的责任心，实事求是，并且具有良好的集体主义精神和团结协作精神，擅长与其他卫生服务人员进行高效的团队合作。③重视医疗伦理，尊重患者个人信仰，坚持以患者为中心，愿以最低的医疗费用治愈病人使其达到最理想的康复状态，发挥可用卫生资源的最大效益。④掌握终身学习的理念，具有科学态度、创新和分析批判精神，认识到持续自我完善的重要性，不断追求卓越，积极参加医学继续教育活动。

（2）专业知识目标要求：①熟悉本学科国内外的新进展，掌握本学科坚实的基础理论与系统、扎实的专业知识，并能将所学知识与临床实际相结合；掌握与相关学科的基本知识、基本理论和基本技能。②了解卫生保健服务和卫生法规体系，掌握公共卫生及医学相关知识，包括影响健康的心理、文化、经济、社会等非生物学因素以及临床流行病学的知识。③掌握循证医学的理论和方法，具备阅读和分析专业性期刊的能力；熟悉并掌握临床科学研究的基本方法，能结合临床实际，写出较高水平的病例分析和综述。④掌握一门外国语，能熟练地阅读本学科外文资料，并具有较好的外语写作能力以及交流能力。

（3）临床能力目标要求：①具备突出的临床分析思维能力，能够独立处理本学科领域内的常见病、多发病，掌握各项检查治疗技术，具备娴熟的临床技能（表4-2），并且具有根据患者的具体情况选择最有效、最经济的诊断、治疗手段的能力。②具备能使用网络、图书资料及其他媒介获取信息资源，运用循证医学的原理，针对临床问题进行查证、用证的初步能力，明确而科学地阐释临床所见，能系统地提出治疗计划。③具备良好的医患沟通技巧，以及调动病人及其家属合作的能力；具有与医生、护士及其他医疗卫生从业人员能进行慎重、周全、清晰的交流的能力。④具备严谨的工作作风，能够对下级医师进行熟练的业务指导，达到卫生部颁发的"住院医师规范化培训试行办法"中规定第一阶段培训结束时要求的临床工作水平。

表 4-2　主要二级学科临床技能培养目标一览表

序号	二级学科	临床技能培养目标
1	内科（含传染科）	打好内科临床工作基础，要求能准确询问、书写病史，进行全面体格检查，熟悉各轮转科室诊疗常规（包括诊疗技术），基本掌握门、急诊常见疾病的诊断和处理
2	外科	达到外科专科医师水平，即具有独立从事外科学医疗活动的能力、对外科常见疾病的诊断、治疗、预防、随访具备初步的经验，初步掌握外科手术操作技能，能够独立完成常见外科手术，以及在上级医师指导下完成比较复杂的外科手术
3	妇产科	能独立和基本正确地对妇产科常见疾病进行诊断和处理；能够作为术者完成妇产科常见中小型手术；作为第一助手能够完成妇产科中型手术，为从事妇产科临床工作及进一步学习与发展打下坚实基础
4	儿科	熟练地进行全面的体格检查，对儿科的常见病、多发病的病因、发病机制、临床表现、诊断及鉴别诊断、预防、治疗有较详细的了解，并能独立处理。对轮转科室各专业的内容有基本了解，熟悉其诊疗常规。参加危重病人的抢救。到第三年结束时能够具备独立处理儿科常见病、多发病的工作能力

续表

序号	二级学科	临床技能培养目标
5	急诊科	掌握急诊医师独有的"四步（判断、处理、诊断、治疗）"临床思维模式；对常见急症进行基本正确的独立的判断和快速诊治，并能够基本具备独立诊治常见危重症病人的能力。掌握急诊病人的病情分级；掌握常见急症的鉴别诊断；掌握各种常用的急救技术和方法
6	神经内科	通过全面、正规、严格的培养，使被培养者在完成规定的培养内容后达到神经内科专科医师水平，能比较正确的诊治神经内科常见病和急症，并具有一定的医教研的能力
7	眼科	具有独立从事和全面承担眼科学医疗活动责任的能力，达到如下眼科专科医师水平：准确地完成病史采集和相关的医学文书的书写；准确、熟练地进行眼部检查操作；比较准确和熟练地掌握基本手术操作，显微手术操作合格；能正确地完成眼部特殊检查，如荧光素眼底血管造影、眼电生理检查和视野等，并书写报告；独立诊治眼科常见疾病，完成常见的各种外眼和内外眼手术
8	耳鼻喉科	具有独立从事耳鼻喉科学医疗活动的能力，可以独立完成本专科常见手术操作，并有全面承担本专业医疗活动责任的能力
9	麻醉科	具有良好的责任心、诚信和团队精神，能独立和基本正确地运用常规麻醉方法，对接受临床常见手术和检查的患者实施麻醉管理，以及基本生命功能的监测与治疗，为成为合格的麻醉专科医师建立基础
10	医学影像科	强调受训者基本理论、基本知识、基本技能的培训，训练观察和逻辑推理能力。了解医学影像和核医学的现状和发展前景，建立较为完整的现代医学影像概念（包括影像诊断及其治疗）。通过培训使受训者达到能独立从事本专业工作的水平
11	医学检验科	通过培养，住院医师能够正确地掌握临床医学检验的常规检验技术及检验报告单的审核应用，熟悉内科临床知识和临床诊疗技能，熟悉各类自动化仪器的校准、性能、使用、维护、保养及实验室信息与质量的管理。在具备临床基础知识和实验室检验技术操作能力的基础上，能够指导实验室检验与临床诊疗相结合，并为临床疾病的诊断、预防、治疗及康复工作等提供建议和咨询
12	肿瘤科	通过肿瘤住院医师培训，使受训者达到肿瘤专科医师水平，即肿瘤全科医师要求掌握肿瘤基础理论知识，具有独立从事肿瘤学医疗活动的能力、掌握常见肿瘤的诊断、鉴别诊断及治疗方案的选择，对肿瘤常见疾病的诊断、治疗、预防、随访具备初步的经验，初步掌握常见肿瘤诊治技能，掌握肿瘤相关的体格检查及诊断技术；熟悉各轮转科室诊疗常规；掌握肿瘤急症的诊断及治疗。能够独立完成常见肿瘤外科手术，放射治疗、化学治疗以及综合治疗方案制订以及在上级医师指导下完成较简单的外科手术以及一般肿瘤病例的放射治疗、化学治疗方案制订

（三）八年制临床医学专业人才培养目标

我国先后有 13 所医学名校获得八年制临床医学专业（本硕博连读）培养授予权，包括：中国协和医科大学（1917），北京大学医学部（原北京医科大学）（2001），南方医科大学（原第一军医大学）（2002），复旦大学上海医学院（原上海医科大学）（2004），中山大学医学院（原中山医科大学）（2004），华中科技大学同济医学院（原同济医科大学）（2004），四川大学华西医学院（原华西医科大学）（2004），中南大学湘雅医学院（原湖南医科大学）（2004），武汉大学医学院（原湖北医科大学）（2004），上海交通大学医学院（原上海第二医科大学）（2005），哈尔滨医科大学（2005 年试办），浙江大学医学院（原浙江医科大学）

（2006 年试办），山东大学医学院（原山东医科大学）（2006 年试办）。这些院校对八年制临床医学专业人才培养目标的表述不一，但基本要素比较一致。部分摘录如下。

1. 北京协和医学院八年制医学专业培养目标与基本要求　北京协和医学院的八年制医学专业培养目标为：培养具有较大发展潜能和较强适应性的卓越医学人才（excellence），培养学生成为未来的医学家、医学科学家和医学教育学家。为此，学生应达到以下要求：

（1）具备同情、利他、正直、社会和职业责任感。

（2）具有生物医学、临床医学、公共卫生、人文科学、社会和行为科学等医学相关学科的坚实基础。

（3）能够有效获得并且批判性评价科学文献，吸收新的科学信息，并且运用于临床。

（4）能够运用科学方法，注重基础和临床的结合。

（5）具有鉴别并减少发病率和死亡率的主要原因的危险因素的能力。

（6）具有熟练采集、解释用于决定临床最佳治疗方案的相关信息（病人、实验室）的能力。

（7）具有组织、解释临床信息，作出有效的临床决策的能力。

（8）具有良好的临床技能、病人管理和治疗能力。

（9）具有良好的学术国际交流能力。

（10）掌握人际关系技巧，能够促进与病人的沟通和与同事的合作。

在导师巴德年教授指导下，浙江大学博士研究生张勤完成的《我国八年制医学专业课程改革研究》论文中，通过专家会议法，界定了北京协和医学院八年制医学专业的高层次学习产出（high-level learning outcome）。按照基本知识、基本技能和职业素养等布鲁姆分类法的认知层次描述如下：

【基本知识】

（1）掌握正常人体结构和功能。

（2）熟悉生化、分子和细胞机制。

（3）熟悉遗传学、生长、发育、衰老、死亡和繁衍过程。

（4）掌握常见疾病的机体和主要器官功能和结构的改变。

（5）掌握常见疾病的病因和发病机制。

（6）掌握常见疾病的诊断和治疗。

（7）熟悉年龄、性别对疾病诊断和治疗的影响。

（8）了解行为和生活方式等因素对疾病诊断和治疗的影响。

（9）了解环境和非生物因素在疾病发生发展中的作用。

（10）熟悉流行病、地方病的认识和系统预防。

（11）熟悉维护健康和预防疾病的基本知识。

（12）熟悉医学伦理学知识。

（13）熟悉基础和临床科学研究方法和原理。

（14）了解新技术知识。

（15）了解医疗系统的组织结构和经济学。

（16）了解残疾、临终等特殊病人的医疗和人文关怀。

（17）熟悉社区医疗卫生服务。

（18）了解中医、中药基本概念和知识。

（19）掌握药理学、治疗学基本知识。

（20）了解有关医疗卫生的法律、法规。

【基本技能】

（1）掌握医患交流技能。

（2）掌握全面病史采集能力和逻辑性。

（3）掌握全面查体（基本）/重点查体（专科）。

（4）掌握核心症状和体征，鉴别诊断。

（5）熟悉相应辅助检查。

（6）具有正确解读检验和影像结果的能力。

（7）具有提出基本诊断和治疗建议、向病人和家属交代病情能力。

（8）能在上级医生指导下安全、正确地完成常规临床操作。

（9）具有较强的收集临床证据的能力。

（10）具有较强的分析和解决问题的能力。

（11）具有对病人进行健康教育的能力。

（12）具有较强的终身学习能力。

（13）具有组织和领导能力。

【职业素养】

（1）会说话，会做事，会做人。

（2）遵纪守法。

（3）尊师爱友。

（4）团队协作精神。

（5）职业荣誉感和职业道德。

（6）奉献精神。

（7）正直、利他。

（8）社会和职业责任感。

（9）严谨求实的科学态度。

（10）尊重、关爱患者。

（11）理性承受挫折的能力。

2. 北京大学医学部八年制临床医学专业培养目标与基本要求　依据《中国本

科医学教育标准（试行）》的要求，以"八年一贯，本博融通"为原则，贯彻全人教育思想，遵循"仁智兼养、德理双修、为人为学之统一"的理念，注重通专并举，德才兼备，培养热爱祖国、忠于人民、有崇高的理想和社会责任感、适应医药卫生事业发展需要、具有扎实的理论知识及人文素养、较强的临床工作能力、科研能力和创新精神、良好的沟通能力和团队意识、具有国际视野和发展潜能的高素质医学人才。专业培养目标为：

（1）思想品德与职业态度目标：科学的世界观，正确的价值观，良好的职业精神，实事求是的科学态度，严谨的工作作风，基本的法律观念，优良的医德医风。

（2）知识目标：广泛的人文、社会、自然科学知识，扎实的基础医学和临床医学知识，系统的公共卫生知识。

（3）能力目标：达到合格住院医师要求，具有良好的临床实践和临床科研能力，包括主动获取知识、批判性思维、教学意识、外语水平、信息管理、团队合作、人际沟通、健康促进和社区服务。

3. 南方医科大学八年制临床医学人才培养目标与要求 参照国际高水平医学教育的标准和要求，结合我国医学教育的实际和特点，在职业道德、态度、行为和伦理、医学科学基础知识、临床技能、创新思维、科研能力、沟通技能、信息获取、利用等能力和素质方面与国际先进医学教育标准接轨；适应医学卫生事业发展需要，忠诚医学科学事业，团结协作精神好，事业心、进取心强，身心健康、耐挫折、善拼搏；具有宽厚扎实的人文社会科学、自然科学和医学基础知识，具有良好的英语听说读写能力；具有较强的独立分析和解决问题的能力、临床工作能力、从事医学教育和科学研究的能力，创新能力强，发展潜力大，达到临床医学博士水平（M.D）的高级临床医学人才。

（1）思想政治素质要求：掌握马列主义、毛泽东思想和邓小平建设有中国特色社会主义理论的基本原理，具有坚定的建设有中国特色社会主义的信念，坚持党在新时期的基本路线，在思想上政治上同党中央保持一致；树立正确的世界观、人生观、价值观和爱国主义、集体主义、社会主义思想；具有良好的医学伦理观念和职业道德；热爱祖国，热爱人民；具有为祖国富强、中华民族复兴而奋斗，为医疗卫生事业而献身的崇高理想。

（2）业务素质要求：具有坚实的基础医学理论知识，系统扎实的临床医学理论知识，必备的军事与军事医学理论知识，基本的预防医学、社会医学、心理学、循证医学及祖国医学理论知识。具有较好的人文社会科学基础和自然科学基础，熟练掌握一门外语，能够运用外语进行实际交流，并能熟练地阅读和翻译本专业外文书刊；具有良好的信息获取能力，能够熟练运用计算机网络获取、分析和处理信息，要求在第二学年通过全国大学英语四级水平考试、第三学年通过全国大学英语六级水平考试；具有较坚实的基础医学理论与知识，较强的医学实验技能；

系统掌握临床医学理论知识和基本技能，基本掌握申请学位学科的发展前沿与趋势，能独立处理临床各科常见病、多发病和一般危急病症，初步掌握申请学位的二级学科的基本医疗技术，了解本学科发展前沿与趋势，达到住院医师规范化培训第一阶段水平，并能对实习医师进行业务指导；具有较强的临床科研能力，完成博士论文训练与答辩；掌握科学的思维方法，具有较强的独立获取知识能力、提出问题与分析解决问题能力、医学研究能力、专业发展能力和一定的创新能力。

（3）文化素质要求：具有较广泛的人文社会科学基础，厚实的自然科学基础，基本了解文学、历史、哲学、艺术和现代科学技术的发展，了解医学与人文社会科学之间的内在联系；养成较好的文化修养、优良的道德情操和健康的心理品质，行为端庄、举止文明；具有较强的历史责任感和事业心。

（4）身心素质要求：了解体育运动的基本知识，掌握锻炼身体的基本技能，了解体育活动组织的基本方法，达到国家规定的体育锻炼合格标准，人格健全，意志坚定，有正确的自我意识和良好的人际关系，能与社会和环境发展变化相协调，具有较强的情绪自控能力，具有强健的体质和良好的心理素质。

4. **中山大学八年制临床医学人才培养目标** 培养具有扎实深厚的人文自然科学和医学基础知识，具备较强的临床分析能力，具有较强的自学能力、独立分析问题和解决问题的能力，较强的医疗实践能力和一定的科学研究能力，毕业后达到临床医学专业博士学位水平的高级临床医学专门人才。

5. **四川大学八年制临床医学人才培养目标** 培养具有国家医学栋梁型和领导型人才素质及成长潜力的高级医学人才。合格的毕业生应具有崇高的思想品德，高尚的职业道德，良好的敬业精神和伦理行为。掌握广博宽厚的社会科学和自然科学知识，扎实的医学科学基础知识和熟练的专业实践技能。具备一定的从事教学和科研的能力，具有良好的中文、英文沟通能力以及信息管理、应用能力，具有良好的自学能力和强烈的创新精神，身体健康，具有团队精神，能够适应医学科学的社会发展和国际竞争的需要。

6. **武汉大学八年制临床医学人才培养目标** 培养具有良好思想品德、人文修养和高尚的职业道德；有厚实的基础理论知识；掌握医学研究的基本方法和系统的临床医学理论；富有创新、创造、创业精神，适应经济和社会发展需要，具有国际竞争能力和发展潜力的高层次医学人才。

7. **浙江大学八年制临床医学人才培养目标** 培养基础宽厚，知识、能力、素质俱佳，富有创新精神和创新能力，在医学专业及相关领域具有国际视野和持久竞争力的未来领导人才。要求具备良好的职业道德和正确的职业价值观，较广泛的人文社会科学知识，较宽厚的自然科学素养，扎实的医学科学基础知识，较强的临床专业实践技能，系统的群体健康知识，较强的人际交流、信息管理和终身学习能力，以及初步的医学科学研究能力。

2009 年 11 月，第六届中国八年制医学教育峰会通过的《八年制医学教育临床教学培养目标与基本要求（试行稿）》中，对八年制医学教育基本要求做出了规定，即八年制医学教育应达到《中国本科医学教育标准--临床医学专业（试行）》中关于本科临床医学专业毕业生在思想道德与职业素质、知识和技能方面的基本要求。

（1）热爱祖国，拥护中国共产党的领导，拥护社会主义，热爱医学事业，具有崇高的理想和社会责任感，具有正确的价值观，能为国家和人民的利益履行职责。

（2）具有良好的职业态度和伦理道德，优良的医德医风，良好的人际沟通能力、较强的团队协作能力。

（3）具有较广泛的人文社会科学知识和自然科学基础，坚实的基础医学和临床医学理论知识、基本的中医学、预防医学和群体保健知识，能从生物、心理和社会的角度认识、处理疾病和健康问题。

（4）具有较强的临床分析问题和解决问题能力。

（5）能够熟练掌握一门外国语，较熟练阅读专业外文资料，具有一定听、说和写作能力。

（6）完成教学计划规定的全部课程并达到相应要求；能紧密结合临床实践，选定科研课题，学习并掌握临床科学研究的基本方法，开展科学研究，完成一篇学位论文并通过答辩。

（7）身心健康，达到国家规定的体育和军事训练合格标准，能够履行建设祖国和保卫祖国的神圣义务。

第五章 卓越医学人才培养课程体系构建

培养卓越医学人才，在培养目标确定之后，构建合理的课程体系成为关键。构建课程体系既要遵循医学教育规律，又要体现层次类型特点，还要呈现学校和专业特色，承载着较多的愿望与要求。只有充分认识课程体系的一般特征和规律，才能针对卓越医学人才培养的特定要求，构建形成科学合理的人才培养课程体系。

第一节 课程体系与设置现状

各类专业人才培养的课程体系构建原则与要求具有共性和个性，设置现状和改革趋势在不同发展阶段呈现不同特征，探索构建适应卓越临床医学人才培养的课程体系，需要遵循规律，适应发展，力求科学、合理、有效。

一、课程及其分类

（一）课程

课程即学校教学的科目和进程。所谓教学科目，又简称学科，是指根据一定的教学目标，从某一门科学中选择出基本事实、基本概念、基本原理，并按照一定的逻辑-心理顺序重新组织构成的新的知识体系。

课程既可以指一门学程，又可以指学校提供的所有学程。这与我国一些教育辞书上对课程的狭义和广义的解释基本上是吻合的。目前，我国的《辞海》、《中国大百科全书》以及一些教育学教材也认为，课程即学科，或者指学生学习的全部学科（广义的课程），或者指一门学科（狭义的课程）。联合国教科文组织《教育技术用语词汇》中指出"课程即指在某一特定学科或层次的学习的组织"；而世界经济合作组织则把课程定义为"囊括儿童在校学习期间应具备的全部经验，并包括教育目标、教育目的、课程、教学活动、师生关系、人力物力资源以及所有影响学校师生关系的调查。"

课程是由一定的育人目标、特定的知识经验和预期的学习活动方式构成的一种动态的教育存在。从育人目标的角度看，课程是一种培养人的蓝图；从课程内容的角度看，课程是一种适合学生身心发展规律的、连接学生直接经验和间接经验的、引导学生个性全面发展的知识体系及其获取的路径。

对"课程"这一概念比较恰当的定义是，课程是指学校按照一定的教育目的所建构的各学科和各种教育教学活动的系统。

（二）课程分类

从不同的视角去认识课程，可将课程分为各种类型。

1. 按认识主体　按课程的侧重点放在认识的主体上还是客体上来构建课程，可将课程分为"学科课程"和"经验课程"。前者把重点放在认识客体方面，即放在文化遗产和系统的客观知识的传授上；而后者则注重认识主体方面，即学习者的经验和自发需要。

2. 按学科组织　从学科是分科地组织还是综合地组织的，即从分科型还是综合型的观点来分类，可分为学科并列课程和核心（中心）课程。并列型注重系统知识的传授，以一门学科为中心；而核心（或中心）课程则以旨在解决社会生活问题的综合经验为中心内容，周围辅之以边缘学科。

3. 按支撑作用　从课程对于人才培养目标——夯实基础、强化专业的支撑作用看，可将课程分为公共基础课程、专业基础课程以及专业课程。

4. 按课程性质　从课程对某一专业的适应性和相关性观察，特别是对基本要求的贡献度观察，可将课程分为必修课程、限选课程和选修课程（任选课程）。

5. 其他分法　①根据课程规模大小，可将课程分为大、中、小、微型课程；②根据课程主要是传授科学知识还是操作技能，又可将课程分为理论型课程和实践型课程；③根据课程是否有明确的计划和目的，又可将课程分为显露课程（显形课程）和隐蔽课程（潜在课程），后者利用有关学校组织、校园文化、社会过程和师生相互作用等方面给学生以价值上、规范上的陶冶和潜移默化的影响；④还有诸如：学问中心课程和人本主义课程，先行课程和后续课程，收束型课程与统合型课程、相关课程、融合课程和广域课程；⑤根据课程建设程度水平，可将课程分为新开课程、合格课程、优秀课程和精品课程，等等。

二、课　程　体　系

《高等教育学》对课程体系的描述为：一个专业所设置的课程相互间的分工和配合，构成了课程体系。高等学校各专业的课程体系主要反映在以下几个比例关系上：

（一）课程层次结构

1. 普通课程（基础课程）　包括政治课、外语课、体育课、军训课等。这类课程是任何专业的学生都需要学习的，虽然与专业没有直接的关系，却是今后进一步学习的基础，也是培养全面发展人才所必需的课程。

2. 专业课程　是集中体现某一专业特点的课程，又可分为专业基础课程和专业应用课程。前者是学习某一学科或某一专业的基础理论、基本知识和基本技能训练课程，而后者则是带有较明显的职业倾向。

3. 跨学科课程（通识教育课程） 是建立在其他课程学习的基础之上的，以促进学生在高度专业化基础上的高度综合，不至于学习专业课程以后株守一隅，而能横跨几科，融会贯通。这类课程常在文学与艺术、历史与文化、社会与哲学、数学与逻辑、物理科学、生命科学、应用科学与技术等基本范畴中开设选修科目。

（二）课程性质结构

科学技术的日新月异，不断向大学教学内容提出更新的要求，而主要课程内容需要相对稳定，这就难免与科学技术发展形成距离。因此，将所设课程分为必修与选修有利于解决这一矛盾。

1. 必修课程 必修课把本专业必须掌握的基础的东西教给学生，以保证所培养人才的基本规格和质量。

2. 选修课程 选修课程比较迅速地把科学技术的新成就、新课题反映到教学中来，有利于学生扩大知识领域，活跃学术思想。也可以把不同专业方向及侧重的课题内容提供给不同需要的学生，以增加教学计划的灵活性。同时还可以在保持主干课程系统性与完整性的前提下，延伸学生的知识范围，以适应学科纵横两个方向的发展。选修课还可以分为指定选修与任意选修。

3. 必修课与选修课比例 各个学校设置必修课与选修课的比例相差较大，选修课多则占 30%，少则在 5%以下。应根据专业的需要与教师的特长，适当地增加选修课的比例，并使之兼容并蓄，百花齐放；改革趋势是压缩必修课的学时和教学内容，但要确实满足本专业的培养目标及基本要求。

（三）课程类别结构

1. 理论性课程 把专业人才培养需要的相关学科的基础理论、基本知识教给学生，表现为概念、定理、原理、机制等形态，往往具有系统性强、理解难度大等特点。这类课程对于学生的职业发展具有深刻且长远的影响。

2. 实践性课程 把专业人才培养需要的相关方面的基本技能教给学生，表现为操作规程、指南、规范、标准等形态，往往具有程序性强、精细性高等特点。这类课程对于学生的职业胜任具有现实重要的作用。

医学理论知识非常丰富，实践规范要求非常严格，这两类课程都必须教好学好。加强基本技能训练，对于保证专门人才的各种基本技能，提高科学实验的素质和能力，培养理论联系实际的学风都十分重要。

（四）课程形态结构

1. 显形课程 这类课程往往是指列入教学计划的课程，尤以必修课程为主，有相对固定的教材、教师和教学场所，教学效果评价的内容、方式方法也有明确的规定，既有教学大纲、实验大纲，也有考试大纲。

2. 隐形课程　也称为潜在课程，是指对于学生的综合素质的养成、知识与能力的拓展，具有强有力持续影响的因素，这些因素可以是学校的组织方式、人际关系，可以是学校的规章制度、校园形象，可以是典礼仪式、团学活动，等等。在人才培养方案中，隐形课程可以通过第一课堂的选修课形式和第二课堂的综合素质测评予以体现。隐形课程可以在培养目标和基本要求中找到着力点，为达到培养目标和基本要求做出贡献。学生管理活动和团学活动要关注所开展的各种活动与人才培养若干条基本要求的关联性与对应点。

（五）课程学时结构

1. 大型课程　通常把 100 学时以上的课程称为大型课程，这类课程教学内容很多，对于人才培养的基本要求的支撑度高，如解剖学、内科学、外科学，实习教学阶段等。如果这类课程所占比例过大，则给课程组合和自我调整增加难度，也加剧了总学时数的不断膨胀。

2. 中小型课程　一般把 60～100 学时的课程列为中型课程，把 30～60 学时的课程列为小型课程，当然这种划分不是绝对的。划分的目的在于提示一种努力的方向，就是要促进课程小型化。国外大学不同课时的课程分布的峰值多集中于 40 学时左右，而我国则集中于 60～80 学时。提倡课程的小型化，可以在不增加总课时的前提下，压缩教学内容，削减教学时数，可相应地增加课程的门数。如果 40 学时的课程在整个课程中占 50%以上，那么就可多开设十几门课程。

3. 微型课程　一般把 30 学时以下的课程列为微型课程。开发微型课程有利于及时将学科发展的前沿信息和教师的科研成果及时转变为教学内容，具有敏捷反映学科新成就、快速充实教学内容的优点。《本科医学教育标准》指导开设的课程有 60 多门，并提倡开设整合性课程，在高中起点、五年学制的前提下，实现这些要求，尤其需要积极开发、开设微型课程。

正确处理上述五个方面的比例关系，是制订教学计划的核心问题，当然还有一些其他问题，如教学与生产劳动、社会活动的关系，先修课与后续课的关系，某些课程国家的指令性和指导性要求等，但以上五个方面是实现培养目标、优化课程体系主要的考察方面，是制订专业培养方案指导原则必须考虑的重点内容。

三、课程设置现状与存在不足

（一）课程设置现状

1. 整体改革进程企稳　我国临床医学专业课程设置改革大致走过了"恢复整顿—调整完善—改革提高"3 个阶段。长期以来，多数院校采用学科为中心的课程体系和三段式教学模式，即"普通基础课、医学基础课、临床专业课"。这种课程体系已不能很好地适应 21 世纪对医学人才的素质的需求，不能适应我国卫生事业发展的需求，影响到了医学人才培养质量。2008 年，《本科医学教育标准》颁布后，在教育部深化医学教育改革系列文件的指引下，医学院校积极进行课程体系改革。例如，从整体知识构成出发，淡化医学学科界线，提出了"模块课程"，构建了"课程群"和"学科群"。这种课程群在一定程度上打破了学科体系纵向知识的系统性、逻辑性和完整性，强调了课程群内核心课程的主体功能，但不论核心课还是任选课仍采取纵贯形式。还有部分院校正在对早期进入临床、医学人文课程、医学基础课程与临床课程的密切结合进行积极探索，增设了若干新课程，或将原有课程重组以选修课、微型课的形式出现。总体上看，以学科为中心的课程体系和三段式教学模式还没有实现根本性和普遍性的改革。

2. 局部改革探索积极 国内锦州医学院率先尝试"以器官系统为中心"设置综合课程。吉林大学白求恩医学部着力于课程间的交叉融合，构建了模块化课程体系。中国医科大学建立了学科基础的模块化整合课程体系。浙江大学医学院采取"前期趋同，后期分化"设计课程模块。四川大学临床医学院建立了"两段式"选修课程，新增早期接触临床课程，确定了临床核心课程。中南大学湘雅医学院调整课程顺序，采用 PBL 和案例教学法。第二军医大学临床教学强调了"三习合一"的教学模式。第三军医大学围绕"五位一体"综合素质教育进行了综合课程设置。香港中文大学医学院建立了"综合系统课程模式"。台湾大学医学院移植尝试了哈佛大学医学院"新途径"模式。北京大学医学教育"新途径"教学改革，实行核心课程或核心内容，按器官系统模式构建课程体系。近年来，又有其他医学院校在课程体系构建方面提出了新思路，推出了新方案，取得了新进展。这些改革涉及早期接触临床、注重人文素质教育、开设整合课程或新兴课程及边缘课程、构建模块化或综合化课程体系、采用 PBL 和案例教学法等主题，方向正确，思路清晰，但影响面还不够大，其适用性、科学性和普遍性还需在实践中验证和完善。

（二）课程设置存在的不足

1. 课程设置结构不尽合理 医学院校临床医学专业的课程结构大多沿袭前苏联医学院校的课程模式，虽然各院校都对临床医学专业的课程体系作了适度改革和调整，但主体框架仍然以 20 世纪初的课程体系为主，特点是：以生物医学模式为依据、以学科为中心、以传授知识为宗旨。西南大学陈恩伦教授根据教育部2007 年出版的《中国高等医药教育课程指南》，对 66 份五年制临床医学专业课程计划进行统计分析，结果显示，专业课程门类多，最多的达 60 门，最少 34 门，平均 45 门；必修课总学时最多为 4013 学时，最少 2021 学时，平均 3312 学时；各课程间缺乏有机联系，重复过多，脱节和遗漏现象严重，未形成课程体系的整体优化。而且，针对新兴学科层出不穷、传统学科不断发展的情况，课程设置改革比较被动。一方面，在课程体系中，对新兴、交叉学科，更多的是通过增设新课程来得到体现，从而造成了必修课程有增无减、专业课程体系不断膨胀的局面；另一方面，面对因传统学科深入发展导致课程教学内容急骤增加的形势，仍然坚持自身教学的独立性和完整性，坚持要把学生培养成本门学科的专家，由此加剧了课程间的割裂，加重了有限的学习时间与无限增长的知识间的矛盾，学生的学习负担有增无减。目前，有的医学院校的周学时已排到 32 学时以上，教学超负荷运转，教学改革效果未能实现初衷。

2. 反映学科发展不足　也就是课程设置对新兴学科、新进展、新技术和新方法反映不足。陈恩伦教授统计的 66 份教学计划必修课中设置适应医学模式转变的代表性课程有：医学心理学占 44%，医学伦理学占 40%，社会医学占 28%，老年医学占 16%，卫生法学占 24%，卫生管理学占 4%；对反映现代医学科技新进展的代表性课程有：分子生物学占 8%，细胞生物学占 44%，医学遗传学占 40%，临床免疫学占 12%，急救医学占 8%，全科医学占 4%，临床生物化学占 4%，临床神经解剖学占 4%，临床医学导论占 4%；科研方法论和语言类代表性课程有：科研设计/科研方法占 12%，文献检索占 28%，循证医学占 4%，医学英语占 12%。这些设置离 21 世纪对医学教育的要求差距较大。医学心理学、医学伦理学、老年医学、社会医学、卫生法学、卫生管理学、分子生物学、临床免疫学、全科医学、临床生物化学、临床神经解剖学、临床医学导论、循证医学等课程未能开设或以任选课形式开设。虽然近年来这种情况有了一定改变，但临床医学专业的课程设置仍然不能很好适应医学教育发展的需要，必须进行深入改革。

3. 实验课程开设与实习保障不足　统计 66 份教学计划，理论课与实验课比，从 1∶0.31 到 1∶0.74。院校之间差异较大。部属重点院校教学计划都在 1∶0.6 以上，一般院校为 1∶0.31 至 1∶0.74，平均 1∶0.48。一方面反应指导思想上不重视实验课，另一方面限于资源少，导致实验课时少，实习阶段又受到考研与就业的冲击，很难体现高等教育培养学生实践能力和创新精神的培养要求。一些学校采取提前一个学期实习，以减少考研与就业对实习的影响，但基础教学时间受到压缩，同时实验教学时间也因此调减，这就形成了两难局面，需要更加科学的顶层设计来解决这一问题。

4. 人文社会科学课程开设不足　①人文社会科学课程设置门数少、学时少。其教学时数占总教学时数的比例为 5%～9%。与国外院校相比，人文社会科学课程及学时明显偏少。②以"两课"代替人文社会科学课程现象普遍存在。③人文社会科学课程的开设还存在随意性、散在性，尚未形成完整的教学内容体系、适宜的教学方法体系和科学的教学评价体系。

5. 教育思想观念更新不足　从整个课程体系结构设计到教学计划制订，透视出教育思想和观念与时代发展有一定的差距。其表征为，强调单一规格的大一统教育，忽视因材施教、忽视学生的个性发展；重科学教育，轻人文教育；重单学科系统性教学，轻发展多学科渗透的综合教学；重知识传授，忽视知识、能力、素质协调发展，学生的创新精神和实践能力没有得到充分体现，尤其在学生人文素质培养方面未能受到切实重视因而未能找到更加有效的方式方法。

（三）实证调查结果的重要提示

2009 年 10～11 月间，孙宝志教授领衔的项目组对中国北方医学教育发展中心协作院校及西部地区医学院校共 23 所院校的教学管理人员、基础教师、临床教师，以及公共卫生教学人员进行问卷调查，问题之一是"目前我国医学教育课程体系需要改革"。调查结果表明：

1. 认识程度存在差距 虽然大部分教师都认识到了课程体系改革的必要性，但是在强调职业素质教育和教与学并重方面认识率不够高，西部院校教师在这方面的认识率略低于东部院校，说明教师对职业素质教育的认识还不够充分。另外，东西部院校教师对开设早期接触临床课程的认识都相对较高，但还有一定比例的教师没有认识到它的重要性。

2. 改革方向已经明确 绝大多数教师认同课程体系改革的重要性，为更好地培养医学生的文化素质和职业道德素养，可以在课程设置中加强人文素质教育内容。另外，开设早期接触临床课程可以让学生在基础学科的学习基础上，掌握未来工作的方向，避免学习基础科学和临床应用之间的滞后关系。建议医学院校加强这两方面的课程设置，构建人文社会科学、自然科学与生物医学相结合，基础医学与临床医学相结合，知识、能力、素质协调发展的新型课程体系。

四、课程体系的改革优化

（一）课程体系改革的层次与要求

1. 课程体系改革的三个层次 广义的课程体系改革包括三个层次：①宏观的专业设置，涉及高等教育的学科及专业设置，如教育部组织完成的高等教育专业目录修订；②中观的课程体系改革，涉及某专业内部课程体系的优化，通常讲的课程体系改革主要指的是这一层面；③微观的教材体系优化，是某专业内某具体课程教学内容的改革。课程体系及教学内容改革是一项带有战略性的教育系统工程，需要在系统理论指导下，运用系统工程的方法进行设计和实施才能取得满意的效果。

2. 课程体系改革的基本要求 课程体系是一个担负特定功能、具有特定结构、开放性的知识组合系统。其体系结构的组织不仅要使所包含的公共课、学科基础课、专业课等形成相互联系的统一整体，而且还必须正确地反映培养目标和基本要求，适应社会经济发展的需求，反映科学技术发展的现状与趋势，符合学制及学时规定。优化课程体系要进行两个方面的分析研究：①分析课程体系形成的环境背景和制订依据，即课程体系形成的科学技术发展背景、社会经济需求、学制学时制约，制订科学可行的培养目标及基本要求；②分析课程体系的内部结构，即公共课、学科基础课、专业课之间或课程群之间的相互关系，科学组织各课程的教学内容、学时分配及顺序安排。在此基础上建立与相应科学技术发展、社会经济需求相适应，整体功能最优、体系结构合理、内容完整的课程体系。

（二）课程体系改革优化的路径与重点

1. 建立开放性视角分析课程体系形成的外部环境 任何专业的课程体系都是一个开放性的知识—技术系统。第一，要受到培养目标及基本要求的制约。其次，要考虑社会经济发展的需要。第三，要反映科学技术发展现状和趋势。第四，要受到学制和学时限制。2012年世界医学教育联合会（WFME）修订的《本科医学教育质量改进全球标准》和2016年我国教育部和卫计委组织专家修订的《中国本科医学教育标准》，都增加了"职业素养"、"科学和学术"、"健康与社会"、"临床实践能力"等方面的培养要求，需要增加相关的课程。而增加相关课程又必须在专业课程总学时的范围内，因此要对现有课程的门数和学时进行适当的调整与压缩，并进行课程横向与纵向整合。

2. 抓住改革的核心问题优化课程体系的内部结构 从系统的角度来看，课程体系的内部结构包括了由公共课、学科基础课、专业课等组成的知识—技术体系。公共课具有某种共同性，如外语、体育、计算机、政治理论等，通常由教育部或学校通过某种计划指令设置。而专业课程体系改革才是高等医学院校课程体系改革研究的主要任务。优化课程体系就是从目标出发调整各方面的比例和先后顺序，并以最后是否达到培养目标和基本要求作为衡量的标准，也就是前面所阐述的目标导向理念的具体落实。有些教师往往比较偏好自己所教的课程，不问培养目标和基本要求是否变化，也不问本课程在课程体系中的位置，不知道本门课程对达成基本要求的贡献所在，认为要我上这门课，就得要这些课时、这些内容。在这种观点指导下，就难以实现课程体系的整体优化。课程设置要为建立学生完整的知识结构和能力结构服务，按知识结构设计课程，就要体现加强基础理论和基本知识要求，突出主干学科和一定的知识面；按能力结构设计课程，就要注重培养临床实践能力，并注意培养自主学习能力和批判性思维能力。

五、临床医学专业课程体系构建的关注重点

（一）课程体系构建的基本思路

临床医学专业课程体系构建，要以生物医学和相关学科门类的科学技术进步为基础，以健康中国建设为背景的社会需求为依据，以促进医学人才素质的全面提高为宗旨，紧密结合医学教育标准要求、临床岗位胜任力要求，区分层次目标，突出适应性和系统性，加强整合，合理增减，提高课程设置对于培养目标和基本

要求的支撑度，进而提高临床医学人才培养对于社会需求的满足度。

（二）课程体系构建的三个适应

1. 适应内部要求　即适应医学教育标准要求，把国际、国内的医学教育标准对课程设置的指导性要求作为基准，作为"底线"，设置应有的课程，做到"应有尽有"。

2. 适应外部需求　即适应健康中国建设对人才培养的需求，把实现全民健康作为使命要求，结合国家疾病谱、地方疾病谱，针对疾病预防、治疗和康复需求，设置特有课程，调整必修与选修，做到"该有必有"。

3. 适应科技发展　即适应现代医学和其他相关学科的发展，形成基础医学、临床医学、预防医学、人文社会科学、相关自然科学等课程的有机结构体系，保证课程内容的适应性和系统性，做到"有而适宜"。

（三）课程体系构建的四个结合

1. 基础与临床结合　即打破基础与临床割裂的局面，通过在低年级开设临床导论课，开设基础与临床的纵向整合课程，尽早组织学生进入附属医院进行临床见习的方式，为学生提供早期接触病人、接触临床的机会。

2. 理论与实践结合　即增加实践课在课程中的比重，通过课程调整，减少理论课时数，增加实践课时数，为学生创造将理论知识应用于实践的机会，培养和锻炼学生的临床技能。

3. 专业与人文结合　即努力提高学生的综合素质，通过增设人文社会科学课程，调整专业知识与人文知识的比重，培养医学生的人文精神和科学素养。

4. 必修与选修结合　即尊重学生的个性发展，通过压缩必修课、增设选修课，为学生提供更多的自由选课的机会，以充分调动学生主动学习的积极性，发挥学生潜能。

六、具有深刻影响的课程模式

目前，对我国影响较大的改革课程模式是综合性课程（整合课程）、以问题为基础的课程和以社区为基础的课程。

（一）综合性课程

医学综合性课程是在现代科学技术和医学科学既高度分化又高度综合，医学模式的转变以及对 21 世纪医学人才素质要求等因素影响的大背景下产生的。

整合课程（integrated curriculum）是综合性课程的最主要形式。目前，对综合性课程还没有一个确切的定义，但一般是指打破学科界线，将不同的科目或教研室相互结合或融为一体的一种课程模式。它将传统学科，如解剖学、组织学、放射线学、内科学、外科学等按一定的特点相互组织起来，特别是通过问题或病例将它们相融，形成一种新的结构。学生在学习过程中形成一个完整的医学知识框架。

综合性课程可以分为水平综合和垂直综合。水平综合是在相互平行的学科，一般分别局限在基础学科领域和临床学科领域内。垂直综合是将传统模式中不同教学阶段的学科结合起来。一般是基础医学学科与临床学科的综合。然而，在实际应用中的综合模式较为复杂，形式多样，水平综合和垂直综合往往并存。一般来说，综合课程模式可以分为学科间的正常人体学课程综合；以器官为中心的课程综合；以疾病为中心的课程综合；以临床症状为中心的课程综合；混合式课程综合。目前综合性课程主要应用于基础医学科学领域。综合性课程最主要的优点是降低了医学课程的分割性。基础和临床学科围绕着问题或系统相互融合，使学生对病人的问题有一个完整的概念。代表学校有：美国哈佛大学医学院于 1982 年开始实施的"新途径"（new pathway）整合课程，人们将它归为"混合型综合性课程"；魏尔医学院、北达科他大学医学与卫生学院及乔治·华盛顿大学等医学院校实施基础与临床贯穿医学生 4 年全程的水平与纵向综合课程。

（二）以问题为基础的课程

以问题为基础的课程，是在社会所面临"知识爆炸"的背景下产生的。显然，学习者不可能掌握如此膨胀和快速变化的全部生物医学知识。因此，学校的课程应当是以学习过程为导向的，即课程的目标应该是使学生学会自我学习和解决实践问题为基本原则。以问题为基础的课程是指通过解决问题来组织教学内容、构建教学方式，达到教学目的。经典的以问题为基础的课程应该是一种课程模式，具有自己独特的教学组织形式、教学过程和教学方法，可以看做是综合性课程的一种形式。以问题为基础的课程将问题作为基本因素，将课程的内容相互联系起来，让学生积极参与学习过程；学生小组讨论和教师指导是教学的主要形式；课程强调问题的解决，而不是单纯获取知识。然而，这里解决问题又不是目的，它只是一个载体，学生在解决问题的过程中学习必要的知识和理论，学会正确的临床思维和推理方法，培养自主学习能力。美国夏威夷大学医学院于 1993 年对该校原有的课程进行了改革，实施了全程以问题为基础的课程模式。

（三）以社区为基础的课程

20 世纪 70 年代以后，医学教育改革的重点是解决卫生服务，主要是初级卫生保健发展对卫生要求问题，特别是 1978 年世界卫生大会通过了"2000 年人人享有卫生保健"的宣言后，为了实现这一目标，医学教育界进行了一系列改革，以便建立新型的卫生机构与社区的关系，让卫生服务的重点从医院转向社区；从治疗转向预防、健康促进和康复服务的综合；从教育提供者转向相互沟通和影响；

从单一医学领域制度上"分离"转向跨部门合作和社区参与。1996年的布宜诺斯艾利斯宣言也建议："在医学院校的在校教育中，要把家庭医学逐步结合到课程计划中去，以便使医学生不断地了解初级卫生保健的普遍原则。"目前，我国五年制全科医生的培养方案，非全科医生的临床医学专业的全科医学课程的设置，都主要依据了这种趋势和要求。

以社区为基础的课程是让学生在社区接受训练，主要目的是让学生熟悉初级卫生保健的内容。地点可以是地区医院、家庭诊所或是乡村医院等。以社区为基础的课程模式最主要的优点是提供了以社区为导向的学习。学生不仅学习医学知识和技能，还可以了解到疾病的社会和经济方面的知识以及许多在大医院中学不到的东西。在社区实践的经历可为学生的职业选择奠定良好的基础。美国新墨西哥大学医学院，为了适应社会需求，于1979年开始实施了初级卫生保健课程（primary care curriculum，PCC），以社区定向方法培养基层通科医师。在课程结构上采取综合形式，在教学方法上采用PBL；福瑞斯特大学医学院开设了持续10周，每个工作日半天的社区实践课程以及持续8周的高级社区实践课程。

七、课程计划的制（修）订

一般情况下，各专业人才培养方案每4～5年进行一次修订，将课程计划作为核心内容进行重点研究和调整优化；每年根据具体情况微调课程设置、开设顺序和教学时数，编制年度教学计划。

（一）制（修）订课程计划的基本要求

1. 明确要求 以适应社会经济发展需求为导向，以教育部关于普通高等学校修订本科专业教学计划的原则意见为依据，以实现学校人才培养目标为基本要求，收集、整理、吸收来自相关利益方的意见与建议，充分发挥课程责任教授、教研室主任、骨干教师、教学管理人员和教育专家的作用，充分论证，力求科学合理、切实可行。

2. 突出重点 根据不同专业的人才培养目标、学制与修业年限，注意培养学生自主学习的能力，合理控制课程总量，合理规定主干课程，明确各门课程对于人才培养目标和基本要求的支撑作用。

（二）课程计划的基本内容

1. 三个环节 理论教学、实践教学和第二课堂，其中实践教学包括实验、见习、实习等，第二课堂包括学科竞赛、社会实践、就业与创业教育、创新实践、就业能力实践等。

2. 三大课程平台 公共基础课、学科基础课和专业课，各平台中的理论教学课程区分必修课和选修课。

3. 学分规定与计算　各专业学分由学业学分和第二课堂学分组成，课内理论教学课为 16 学时/学分；独立设置的实验课程为 32 学时/学分；实践学时超过 16 学时的课程独立设置，集中性实践教学环节——实习为 1 学分/周。大学体育课程为 32 学时/学分；军事理论与训练规定为 2 学分。学分计量最小单位为 0.5 学分。

（三）课程计划制（修）订程序

课程计划制订修订工作由教务处统一部署，与人才培养方案（含培养目标、课程体系）的制订修订同步进行。临床医学专业课程计划制订修订一般由医学院（部）牵头，各相关学院及其师生共同参与完成。

1. 拟定草案　学院组织教学管理人员学习教育部、卫生计生委等有关文件精神，领会学校修订人才培养方案的指导意见和原则要求，整理分析以往收集的各利益方的意见与建议，明确修订重点，提出课程计划修订草案。

2. 讨论　学院内组织专业负责人、课程责任教授、教学管理人员、教学督导成员、教研室主任、骨干教师等对课程计划草案进行讨论研究，逐步完善课程计划修订方案。

3. 征求意见　征求学生意见，召开不同年级学生和毕业生座谈会，征求修改意见。征求校外专家意见，以函寄送出和邀请专家来校形式征求校外专家意见，进一步完善课程计划。

4. 学院综合定稿　学院教授委员会综合各方面的意见与建议，对课程计划进行整体协调，形成课程计划终稿，提交学校教务处。

5. 学校审定　学校教学委员会中的生命科学类教学指导委员会对临床医学专业课程计划进行审定。

6. 教务处印发公布　教务处汇编人才培养方案，上传教务管理系统供师生查询；在校园网详细介绍人才培养方案和课程设置情况，同时在大学生学习指南中安排课程计划介绍，促进课程计划周知。

（四）课程设置合理性评价

对于课程设置是否合理，可以从支撑基本要求、达成培养目标的维度进行评价。具体的评价方法在工程教育专业应用较多，但在医学教育专业还在探索之中。借鉴工程教育专业认证的毕业要求达成度评价方法，对临床医学专业的课程设置合理性评价方法进行探讨。

1. 确定课程支撑基本要求的对应关系　以《本科医学教育标准》中提出的素质目标、知识目标和技能目标共 35 项基本要求和指导的 6 大课程模块设置为依据，选取其中的部分内容举例说明如下（表 5-1）：

表 5-1　课程支撑基本要求对应表

支撑目标类	基本要求	主要课程（环节）
技能目标	（1）全面、系统、正确地采集病史的能力	诊断学，见习，实习
技能目标	（2）系统、规范地进行体格及精神检查的能力，规范书写病历的能力	诊断学，内科学，外科学，医学心理学，医学伦理学，见习，实习
技能目标	（3）较强的临床思维和表达能力	临床思维，临床沟通，卫生法学
……	……	……

2. 确定课程支撑基本要求的权重　学院教学指导委员会参照课程性质、课时学分安排，结合个人判断，讨论确定用来支撑每项基本要求的主要课程或教学环节，一般需要确定 3～4 门，并对每门课程（教学环节）的支持强度设置权重值，权重值之和为 1（表 5-2）。也可以将每项基本要求再细分为几个指标点，这样针对性会更强，当然也会增加难度和工作量。

表 5-2　基本要求技能目标 3 支撑课程及权重值

评价对象	支撑课程及权重值				
	临床思维	临床沟通	卫生法学	实习	Σ 目标值
技能目标 3	0.4	0.2	0.2	0.2	1.0
基本要求技能目标 3 "较强的临床思维和表达能力"支撑度评价目标值					1.0

3. 开展支撑度评价　制订合理的评价计划，包括确定评价周期、评价人员、评价方法，确定数据的收集来源，确定评价支撑的标准，在此基础上进行课程对某个基本要求的支撑度评价。评价方法主要采用课程考核成绩分析法，适当采用评分表分析法和问卷调查法。

4. 计算分析评价结果　计算各门课程（教学环节）评价结果，评价值计算方法为：评价分值=权重×（试题得分／试题总分）。加和求出相应的基本要求支撑度评价结果，分析所设置的课程对该项基本要求的支撑情况。

通过课程设置合理性评价，可以为课程体系的制订与修订提供更为详细、更为有力的依据。

2016 年新修订的国家医学教育标准，在培养目标和基本要求、课程设置等方面有了新的变化，但开展课程设置合理性评价的做法是同样适用的。

第二节　卓越医学人才培养课程体系探索

在实施卓越医生教育培养计划的过程中，各承担了计划项目的高校都把课程体系探索与构建作为培养模式改革的重要内容进行顶层设计和重点推进,取得了阶段性的探索与实践成果。

一、本科层次的卓越医学人才培养课程体系探索

选择案例一:安徽医科大学五年制临床医学专业卓越医生培养课程体系。

(一)明确指导思想

1. 以深化教改作为动力 转变思想观念,增强质量意识、改革意识;以组织专业认证、建设教师教学能力发展中心重点工作为抓手,以培养模式、课程内容、方法手段和考核评价改革为重心;增强学科间整合、交叉融合以及协同创新的主动性、积极性,推动基础与临床的转化与整合,推动临床医学与公共卫生的整合,推动人文与医学的整合,推动医学教育和社会医疗保健服务的整合。

2. 将适应医改作为主线 医学教育"一校跨两业,两业皆民生"。在医药卫生体制和教育体制改革深度推进的环境下,从医改大局出发,牢固树立医学教育为医改服务的观念,做到"两个围绕":围绕逐步实现"人人享有基本医疗卫生服务"的目标推进医学人才培养模式改革;围绕医改中的深层次问题,积极探索教育改革,形成医学教育主动适应医药卫生事业发展的局面。

3. 把胜任岗位作为导向 围绕医学毕业生"岗位胜任力",以需求为导向,适应医药卫生事业对医学人才的需要,着力优化人才类型结构,加快培养高素质、应用型的医学专门人才。

4. 以能力培养作为重点 坚持医学教育,德育为先,能力为重。大力加强以医学生职业道德、职业伦理和职业态度为基本内容的职业素质教育和医学生人文关怀精神和人际沟通能力的培养,使医学生具有关爱病人、尊重他人、尊重生命、团队合作的良好职业素养;深化临床实践教学改革,推进实践教学内容和实践模式的改革,强化实践教学环节,早临床、多临床、反复临床,提高医学生临床综合思维能力和解决临床实际问题的能力。

(二)构建新的课程体系

1. 优化人文教学体系,加强职业道德教育 结合医科院校实际,培养医学生人文精神、塑造医学生人文品格,采取分步骤分阶段的教育方法。①以"三礼"教育为抓手,稳定学生专业思想。重点抓好开学典礼、成人礼、毕业典礼教育,帮助学生树立感恩社会、奉献社会、服务社会的理念。②以课堂教学主渠道为抓手,提高学生职业素养。在课程设置上增加人文与医学交叉的能充分发挥思想政治理论课教学的边缘学科课程,如医学哲学、医学社会学、医学伦理、医患沟通类课程,把思想道德教育与医德教育、法律基础知识和卫生法知识相结合,端正学生职业态度、提高学生职业素养。调动教师在医学专业课程和临床实践教学过

程中渗透人文精神和职业素养。③以校史校情教育为抓手，引导学生践行校训精神。办好校史馆、大学文化建设系列读物等载体，着力打造学校大学文化建设的文化构建工程、素质教育工程、历史回眸工程、成就展示工程、文化标识工程等五大工程，让学生了解学校"爱国爱民，献身人类健康"的办学传统、"兴国、奉献、仁爱"的育人理念和"求真、求精、求新"的校风学风，认真践行"好学力行，造就良医"的校训精神。④以人文素质选修课为抓手，提高学生人文素养。通过开设《医学史》、《科技史》、《中国传统文化概论》等选修课，办好"医学与人文大讲堂"、"东南学堂"等人文素质拓展活动，拓宽学生文化视野、丰富学生精神世界。⑤以第二课堂社会实践为抓手，多途径拓展人文教育。引导学生利用图书馆、社会实践教学基地，开展形式多样的实践教学，在早期接触临床、早期接触社会的同时，促进学生医学职业精神从知到行的转化。做到显性教育和隐性教育于一体，贯穿教学全过程。

2. 优化理论课程体系，推进医学整合课程建设　课程体系改革是人才培养模式创新的重心所在。在新一轮的课程改革上，以培养学生岗位胜任力为导向，通过设置的通识教育平台、公共基础课程平台、健康与社会课程平台、医学整合课程平台、医学技能课程平台五大课程平台。对课程采取精简、融合、重组、更新等方式进行整合优化，组建课程群，构建模块化课程体系，形成五年制临床医学专业理论课程体系，通过课程整合带动综合能力的培养。进一步加强基础与临床、公共卫生与临床、人文与医学的整合。

（1）通识课程平台：分为必修课程模块和选修课程模块，必修课程模块主要包括思想政治教育和人文素质知识课程类群。使学生掌握必备的科学、人文、思想等方面的基础知识，提高学生的人文素养和科学素养。选修模块分为医学人文选修课、自然科学选修课、专业拓展选修课。以提高学生综合素质，拓宽学生知识面为目的，学生可根据兴趣及学习情况自由选择。

（2）公共基础课程平台：主要包括计算机、英语、体育等公共类课程群，主要使学生掌握基本的公共类课程知识。

（3）医学整合课程平台：主要分为以器官系统为中心的基础整合课程模块和以系统疾病为引导的临床整合课程模块。以基础与临床深度融合、系统与疾病交叉引导，各系统注重学科间的联系及教学内容的交叉渗透融合。

基础整合课程模块主要以人体的器官系统为主线，将传统的基础医学课程人体解剖学、组织与胚胎学、生理学、生物化学与分子生物学、病原生物学、免疫学、病理学、病理生理学、药理学等，按器官系统整合形成以器官系统为基础的医学课程体系。分为运动系统、生物学与生物化学、消化系统、感觉器官及神经、精神系统、血液系统、感染与免疫、呼吸系统、心血管系统、内分泌与代谢、泌尿生殖及生长发育、医学生物学整合课程等。

临床整合课程模块主要以系统疾病为引导，将传统临床医学专业课程内科学、外科学、妇产科学、儿科学、传染病学、神经病学、精神病学等学科的系统疾病症状与体征分为呼吸系统疾病、心血管系统疾病、消化系统疾病、泌尿系统疾病（含男性生殖）、女性生殖系统疾病、血液系统疾病、内分泌系统疾病、精神神经系统疾病、运动系统疾病、儿科疾病、传染病等。

（4）健康与社会课程平台：主要包括预防医学、医学社会学与卫生事业管理学科群，旨在使学生从生物、心理、社会、环境等综合因素来认识健康与疾病的关系，提高预防医学知识及法律意识。

（5）医学技能课程平台：主要是基础实验技能、临床基本技能、终身学习技能、医患沟通技能。①基础实验技能，将基础医学实验课程整合为机能学、形态学、病原微生物学与免疫学、化学与生物化学实验，改革实验内容，加大设计性综合性实验比例，对学生进行系统的实验方法训练。②临床基本技能，将诊断学和临床内、外、妇、儿、耳鼻喉、眼科、影像学等各科的临床技能整合，形成临床实践技能课程，以培养学生基本技能为目的，并通过临床见习了解有关疾患医疗过程所需的临床技能；利用见习环节与教学模型进行训练，使学生掌握病史采集、体格检查的基本方法，了解或熟悉心电图和临床实验检查等多种技能。③终身学习技能，使学生具有通过多种途径摄取知识，获得分析解决问题、批判性学习和循证实践的能力，为毕业后继续教育奠定基础。包括网络知识和技术、文献检索、循证医学及医学统计学等多学科教学内容。④医患沟通技能，训练学生与不同人群及病患群体进行有效沟通的技能，学会处理医患、医护关系等。基本内容包括：基本人际沟通技能、医学沟通技能等。

3. 优化实践教学体系，促进实践能力培养

（1）推进综合性、设计性实验课程建设，实现早期接触科研建立以经典性试验为基础的"基础和专业基础实验项目平台"、以综合性、设计性实验为基础的"主体实验项目平台"、以自主选题、择优立项为基础的"选修实验项目平台"，使三类课程平台所占比例达到1∶8∶1。

（2）推进"小学期制"，实现早期接触临床、早期接触社会，改变以往传统的两学期设置，在两个学期之间设立"小学期"，1~2学年的"小学期"，主要组织学生赴医院见习，了解医院诊疗流程、医院机构设置、开展导诊、陪诊等服务。2~3学年的"小学期"，学生通过"以系统为中心"的课程体系学习，了解疾病与系统之间的联系后，组织学生有针对性地进行临床二级学科观摩及临床见习。3~4学年的"小学期"，主要组织学生赴城市社区卫生服务机构和农村乡镇卫生院见习，开展预防医学实践。

（3）强化临床实践教学环节，实现"多临床-反复临床"从基本临床技能训练、有创性临床技能训练、临床病例综合模拟教学等3个层次独立设置临床模拟教学课程，建立课程见习制、毕业前临床技能综合培训制、毕业实习制和毕业回归综合训练制。

4. 优化科研创新体系，推动创新机制建设

（1）发挥教师的引导作用，鼓励学生参加教师指导的科研活动以及学生自由申报开展科研项目，激发学生的科研兴趣和研究能力。在学校已开展的工作的基础上进一步加强和优化早期接触科研训练项目，加强导学、导研，从而培养学生的科学思维方式和及时掌握学术发展动态的能力。

（2）发挥第二课堂的引导作用，培养学生创新能力。积极鼓励支持学校学生青年志愿者服务团体、科技创新团体开展第二课堂活动，发挥实践育人作用，将学生参加社会实践、志愿服务列入素质拓展学分。

5. 优化教学进程，理顺课程先修后续关系　按照课程目标和课程内容之间的关联性和逻辑性，依据学制安排，确定各平台课程的开设顺序，使之更趋科学、合理（表5-3）。

表5-3　各平台课程开设进程表

第一学年		第二学年		第三学年		第四学年		第五学年	
第1学期	第2学期	第3学期	第4学期	第5学期	第6学期	第7学期	第8学期	第9学期	第10学期
公共基础与通识课程平台				健康与社会课程平台			临床实习		毕业回归综合训练
		基础整合课程与医技课程平台			临床整合课程与医技课程平台				
		学期间"小学期制"							
全程人文职业道德建设									

选择案例二：南华大学五年制临床医学专业卓越医生培养课程体系

（一）明确指导思想

1. 紧密结合医改大局需求　准确把握2009年3月17日《中共中央国务院关于深化医药卫生体制改革的意见》基本精神和宏观要求，认真落实《教育部关于加强医学教育工作提高医学教育质量的若干意见》（教高[2009]4号）、《教育部关于实施临床医学教育综合改革的若干意见（试行）》（教高司函[2011]114号）等文件要求，为开展五年制临床医学人才培养模式改革把握正确方向。

2. 严格遵循医学教育规律　将《本科医学教育标准——临床医学专业（试行）》作为本专业卓越教育的最高范本，体现临床医学教育实践能力、人文素质两大突出特点，同时体现生物-心理-社会医学模式要求。正确把握本科阶段目标定位，即"培养具备初步临床能力、终身学习能力和良好职业素质的医学毕业生。毕业生作为一名医学从业人员，必须有能力从事医疗卫生服务工作，必须能够在日新月异的医学进步环境中保持其医学业务水平的持续更新"。能够很好适应临床医生执业资格考试要求，并奠定毕业后进行住院医师规范化培训和（或）接受临床医学硕士专业学位教育的坚实基础。

3. 科学建立人才培养模式　以培养具有良好人文素质和自然科学素质、熟练的专业技能的临床应用型医务人才为目标，以科学设置的教学内容与课程体系、充分有效的临床实践环节、先进可行的教学运行和管理机制、合理匹配的教学组织形式为保障，建立科学合理的临床医学专业人才培养模式。

4. 牢固树立先进的教育教学观念　树立"整合与重组并举、基础与临床贯通"和"体现医学教育标准要求、服务医药卫生体制改革大局"的专业改革发展观念，树立"人文素质为先、临床能力为重"的专业教学理念，树立"严格、规范、服务、创新"的教学管理理念，并作为主题主线贯穿到教学决策、教学管理和教学运行全过程。

（二）整合构建新的课程体系

1. 构建课程体系框架　对《本科医学教育标准——床医学专业（试行）》中指导的思想道德修养、自然科学、生物医学、人文社会科学（含行为科学、医学伦理学）、公共卫生和临床医学6个系列的50多门课程，通过系统整合或重组，形成6大课程模块，19个课程群。其中系统整合课程和临床技能课程实行基础与临床贯通。构建思路如表5-4。

表5-4　课程体系构建框架表

模块名称	系统重组或整合课程群	基础贯通临床	
		基础	临床
自然科学	数理化课程群	数学，物理，化学	
	工具类课程群	英语，计算机	
人文素质	思想政治理论课程群	"两课"内容	
	人文技能课程群	医学人文素质教育导论，医学生临床沟通教程，医学生临床思维教程，医学伦理学，应用卫生法，循证医学	
	大学生身心素质课程群	体育、军训、心理健康，就业指导	
预防医学	预防与社区医学课程群	卫生学，流行病学，全科医学	
临床技能	临床技能课程群	临床基本技能（含诊断、外科手术学内容）	临床专科技能，多站式综合考核
系统重组	人体结构学	细胞生物学，基本组织学，解剖学总论，局部解剖学	外科学总论，放射学
	器官代谢及功能	生理学总论，生物化学，分子生物学	内科学基础
	微生物与人体防御	医学微生物学，人体寄生虫学，医学免疫学	临床免疫学，传染病学
	人体神经与行为	神经组织，神经解剖，神经生理	神经病学，精神病学，医学心理学

续表

模块名称	系统重组或整合课程群	基础贯通临床	
		基础	临床
系统重组	遗传学和生殖发育生物学	医学遗传学，胚胎学与组织发生学	妇产科学，儿科学
	疾病机制与药物治疗	基础病理学，病理生理学总论，药理学总论，机能实验学	肿瘤学基础，临床病理学，临床药理学
系统整合	消化系统	消化系统基础教程，包含解剖、组织、生理、病理生理、病理、药理等学科内容	消化系统临床教程，包含各类消化系统疾病发病机制、临床表现、诊断及防治等内容
	呼吸系统	呼吸系统基础教程，包含解剖、组织、生理、病理生理、病理、药理等学科内容	呼吸系统临床教程，包含各类呼吸系统疾病发病机制、临床表现、诊断及防治等内容
	泌尿生殖系统	泌尿生殖系统基础教程，包含解剖、组织、生理、病理生理、病理、药理等学科内容	泌尿生殖系统临床教程，包含各类泌尿生殖系统疾病发病机制、临床表现、诊断及防治等
	血液与循环系统	血液与循环系统基础教程，包含解剖、组织、生理、病理生理、病理、药理等学科内容	血液与循环系统临床教程，包含各类血液与循环系统疾病发病机制、临床表现、诊断及防治等内容
	内分泌系统	内分泌系统基础教程，包含解剖、组织、生理、病理生理、病理、药理等学科内容	内分泌系统临床教程，包含各类内分泌系统疾病发病机制、临床表现、诊断及防治等内容
	"五官"	"五官"基础教程（含口腔科学，眼科学，耳鼻喉科学），包含解剖、组织、生理、病理生理、病理、药理等学科内容	"五官"临床教程包含各类"五官"疾病发病机制、临床表现、诊断及防治等内容
	实践教学环节	早期接触临床（见习与实习）：第一个暑假，写一份见习报告或体会 临床集中见习：2周 临床集中实习：48周	临床社区卫生服务（2周）

2. 明确横向整合内容 以器官系统为基础对基础医学课程和临床医学主要课程进行横向整合，形成新的系统教学课程模块。

基础医学课程横向整合。将原有的 6 门基础医学课程按照基础医学概论和系统医学教程两大类整合形成 8 个教学模块：

整合解剖学总论、基本组织学、生理学总论、基本病理学，形成《基础医学概论（1）》；整合基本病理学、病理生理学总论、药理学总论，形成《基础医学概论（2）》。

按照系统，整合解剖学、组织学、生理学、病理学、病理生理学、药理学，分别形成《血液与循环系统医学教程》、《消化与呼吸系统医学教程》、《泌尿生殖与内分泌系统医学教程》和《神经系统医学教程》。

整合生理学、病理学、药理学实验，形成《机能实验学》；整合胚胎学总论、胚胎学各论，形成《胚胎学与组织器官发生学》。

临床医学课程横向整合。对临床医学课程试行器官系统整合，衔接《国家医师资格考试大纲》（2013 年版）要求，涵盖医师资格考试临床综合考试大纲的全部内容，把内科学、外科学、妇产科学、儿科学、传染病学、神经病学、精神病学、皮肤病学等课程，整合成为 14 个模块，具体是：呼吸系统疾病，心血管系统疾病，消化系统疾病，泌尿男性生殖系统疾病，女性生殖系统疾病，血液系统疾病，风湿免疫性疾病，理化因素所致疾病，内分泌、代谢系统疾病，神经精神系统疾病，运动系统疾病，儿科疾病，皮肤病与性传播疾病，传染性疾病。各系统包括疾病病因、发病机制、临床表现、诊断及防治等内容。将各系统操作技能整合成临床专科技能实践课模块，即临床专科技能。共 15 个模块。

没有纳入整合的眼科学、耳鼻咽喉头颈外科学、口腔科学等维持原来的安排。

3. 提出纵向整合设想　正在探索将基础和临床进行纵向整合课程改革，如将医学遗传学、组织胚胎学的有关内容与妇产科学的内容进行整合，将休克的基础医学与临床医学知识进行贯通。

选择案例三：南华大学五年制卓越全科医生培养课程体系。

（一）明确指导思想

1. 紧密结合医改大局　深入贯彻落实教育规划纲要和医药卫生体制改革精神，以《国务院关于建立全科医师制度的指导意见》为指导，促进医学教育发展与医药卫生事业发展的紧密结合，从我国城乡基层医疗卫生队伍建设的实际出发，以发展建设与基本医疗卫生制度相适应的基层医疗卫生队伍为目标。

2. 科学体现全科医学人才培养规律　把当代医学教育最新理念引入全科医学人才培养过程，着力于全科医学人才培养模式突破，着力于医学生职业道德和临床实践能力显著提升，全面提高全科医学人才培养质量，推进全科医学教育综合改革，加快面向基层的全科医生培养，全面加强基层医疗卫生队伍建设，提高基层医疗卫生队伍的整体素质和医疗卫生服务能力，为发展医药卫生事业和提高人民健康水平提供坚实的人才支撑。

3. 正确把握培养目标定位　培养农村订单定向免费医学教育五年制本科人才，要将《本科医学教育标准——临床医学专业（试行）》作为全科医生培养的基本标准，为达到执业医师资格考试的要求奠定基础，同时要体现全科医生的特色，结合地域和疾病谱，优化调整教学内容和课程设置，制订早临床、多临床教学计划。培养大批面向乡村、服务基层的下得去、用得上、留得住的全科医生。

（二）整合构建课程体系

为更好地体现全科医学专业方向特点，将现有临床医学专业的课程进行重新整合与划分，构建六大课程模块，即人文素质模块、理科基础模块、基础医学模块、临床医学模块、预防医学模块、全科医学模块。

1. 人文素质模块　包括思想道德修养、马克思哲学原理、马克思主义政治经济学、毛泽东思想概论、邓小平理论及"三个代表"重要思想、法律基础、医学心理学、大学英语、就业指导、军训等课程。该模块以"两课"为核心，采取人文课程学习、专业课程渗透、课外阅读感悟、校园文化熏陶和社会实践锤炼等多条途径，切实加强人文素质教育。安排《医学人文素质教育导论》、《医学生临床沟通》、《医学生临床思维》等人文素质课程。做到医学人文培养五年不断线、各段有侧重，即基础学习阶段以灌输教育为主，临床见习阶段以现象感受为主，临床实习阶段以准医生亲身体验为主，知识强化阶段以凝练内化为主。为实施早临床、多临床，反复临床的教学计划，在新生入校军训期间，开展现场止血、现场包扎、中暑、骨折固定、人工呼吸、搬运伤病员等现场急救课程，在提升学生学习兴趣的同时，早期接受临床相关知识。在假期社会实践活动中，安排学生在当地的社区和乡镇卫生院开展社会调查，增加学生对临床工作的了解。该课程模块的主要教育目标是提高全科医学学生的思想政治素质，加强医学生服务基层的荣誉感和责任感，增强学生扎根基层、服务农村的自觉性、坚定性。培养学生的道德素养、文化修养和审美观念，培养学生的社会实际交流和交际能力。

2. 自然科学模块　以医用高等数学、医用物理学、医用化学、生物学、计算机文化基础等课程为核心。理科学科知识是医学生所必须具备的最基本知识，其主要教育目标是培养全科医学学生树立正确的自然观、科学观和技术观，培养学生的概括、综合、抽象、分析等思维能力。根据面向农村社区全科医学人才培养的特点，在现有临床医学专业公共课的基础上压缩自然科学模块课时 20%，用于临床医学和全科医学模块的教学。

3. 基础医学模块　包括人体解剖学、组织胚胎学、生理学、生物化学、医学免疫学、医学微生物学、病理解剖学、病理生理学、药理学、人体寄生虫学、医学遗传学等课程。该模块是课程体系的主要组成部分，其主要教育目标在于使学生掌握扎实的基础医学的基本知识、基本理论和基本技能，培养学生的学习能力、实践能力和创新能力。

4. 临床医学模块　包括临床医学导论、诊断学、影像诊断学、内科学、外科学、外科学总论、妇产科学、儿科学、传染病学、眼科学、口腔科学、耳鼻喉科学、皮肤性病学、神经病学、急救医学、肿瘤医学、精神病学、康复医学、老年医学、中医学等课程。该模块是课程体系的重点内容，主要教育目标是使学生掌握扎实的临床医学基本知识、基本理论和基本技能，培养学生的疾病诊断治疗能力、临床实践能力。在课程主要内容的选择上，重点突出全科医生服务单位和服务对象的地域特点和疾病谱，针对湖南和中西部地区农村人员构成主要以老人和儿童为主的特点，加强老年医学、儿科学等课程的教学，着重提高医学生对常见病、多发病、传染病和地方病等疾病的诊疗能力。

5. **预防医学模块**　以卫生学、流行病学、卫生统计学、社会医学等课程为核心，逐渐向健康教育学、行为医学等课程延伸。该课程模块的主要教育目标是使学生掌握扎实的预防医学基本知识、基本理论和基本技能，培养学生"预防为主"的基本观念，提高学生对疾病的预防、促进健康及健康管理的能力，使学生树立大卫生和社会医学的基本观点。

6. **全科医学模块**　包括全科医学概论、社区常见健康问题、社区医学、社区卫生管理学等课程。该模块是全科医学专业方向课程体系特有的内容，也是全科医学专业方向课程体系区别于其他医学专业包括普通临床医学专业课程体系的标志性模块，主要教育目标是着力提高学生基本卫生服务能力。

二、临床医学硕士专业学位研究生课程设置

（一）教育部指导性规定

2015 年 6 月，教育部制定《临床医学硕士专业学位研究生指导性培养方案》，其中对"课程学习与考核"做出了规定：

1. **课程设置**　课程包括：公共必修课（政治、外语）、专业基础课、专业课和选修课。应根据硕士生必须具备的知识结构开设课程，学位课程应满足学位授予以及住院医师规范化培训的要求。

专业基础课、专业课和选修课内容应涵盖人文素养、临床科研方法、公共卫生、法律法规等类别课程，例如，临床思维与人际沟通、医学文献检索、医学统计学、临床流行病学、循证医学、预防医学与公共卫生、重点传染病防治知识、医学法律法规等。

2. **课程学分**　学位课程要求总学分应不少于 16 学分。政治理论课 3 学分，外语 2 学分。

（二）南华大学临床医学硕士专业学位研究生"5+3"四段式培养课程设置

1. 明确指导思想

（1）服务医改大局：贯彻落实胡锦涛同志在庆祝清华大学建校 100 周年大会上的重要讲话精神和《国家中长期教育改革和发展规划纲要（2010—2020 年）》、《中共中央国务院关于深化医药卫生体制改革的意见》要求，找准着力点，积极探索五年医学院校本科教育加三年住院医师规范化培训临床医学人才培养模式，主

动培养一批适应我国医药卫生事业发展的高水平医学人才，为提升医疗卫生服务能力和水平作出积极贡献。

（2）坚持双高标准：紧紧把握"高水平、高素质"的培养目标要求，在培养培训衔接、多证授予结合等方面下功夫创新，下力气建设，确保人才培养质量。

（3）突出三个重点：根据教育部卫生部《关于实施临床医学教育综合改革的若干意见》、教育部《关于做好全日制硕士专业学位研究生培养工作的若干意见》，依托南华大学医品牌办学优势，突出做好以推免生为突破口的招生录取改革，以临床实习教学、临床实践培养、住院医师规范化培训有机结合为核心的培养过程改革，以临床医学学士学位证、专业硕士学位证、住院医师规范化培训合格证、亚专科培训合格证为表征的修业水平评定改革。

2. 明晰"5+3"四段式模式的内涵及优点

第一段（本科教育第1～7学期）：按照《南华大学五年制临床医学专业本科人才培养方案》进行培养，第7学期末预确定推荐免试攻读临床医学硕士专业学位研究生名单。

第二段（本科教育第8～10学期）：进入预推荐免试名单的本科生，本科临床实习与住院医师规范化培训第一年结合，完成轮科实习，同时进行住院医师规范化培训。按照南华大学推荐免试硕士生的条件，经考核后，在第10学期末确定推荐免试攻读临床医学硕士专业学位研究生名单。

第三段（研究生教育第1～5学期）：研究生课程学习与住院医师规范化培训第二、三年结合，完成课程学习，通过执业医师资格考试，完成住院医师规范化培训。

第四段（研究生教育第6学期）：亚专科（导师所在的三级学科）强化培训与学位论文工作相结合，完成论文答辩，取得硕士学位。

该模式的突出优点有：

（1）能切实贯彻教育部、卫生部关于"逐步建立'5+3'的院校教育、毕业后教育和继续教育有效衔接的临床医学人才培养体系"的改革精神。

（2）能有机融合五年医学教育、执业医师资格考试、住院医师规范化培训、专科医师培训及临床医学硕士研究生教育的多重要求。

（3）能有效解决目前五年医学院校教育学生实习期间普遍存在的由于找工作、考研而明显影响临床实习时间与效果的现实难题。

（4）能更好培养"零适应期"的临床医学硕士毕业生，满足临床医师的准入标准，并具备"亚专科培训"经历，直接上岗，成为高水平临床医师。

3. 构建培养与培训相结合的培养方案及课程体系

（1）制订硕士专业学位研究生培养与住院医师规范化培训相结合的培养方案。依据"人文素质、专业知识、临床能力"三大人才培养目标，制订培养方案，其原则是：①正确把握临床医学硕士专业学位研究生的培养目标——"在临床医学学科上掌握坚实的基础理论和系统的专门知识；具有从事临床医学科学研究工作或独立担负专门技术工作的能力"。②通过临床医师执业资格考试，并完成住院医师规范化培训亚专科培训。③全面契合卓越医师教育培养计划的核心要求——强化职业道德教育，强化临床实践能力培养。培养方案由课程学习及临床实践（住院医师规范化培训及亚专科培训）教学组成，体现"夯实基础、强化技能、促进专长"的基本特点。

（2）构建融合专业学位硕士研究生培养+住院医师规范化培训要求的课程体系。研究生课程设置的指导思想是改变传统观念、加强学科交叉、整合优势学科、符合住院医师规范化培训的要求。设置高层次、高深度、高广度的研究生教育课程体系，积极打造公共课程与精品课程平台。设置临床思维、临床沟通、医学人文以及交叉学科与边缘学科课程，培养研究生临床能力。

研究生课程设置分学位课程和非学位课程。学位课程分为公共学位课程（如政治理论课、英语），专业基础课和专业课；非学位课程分为公共必修课程与专业选修课程。总学分不少于26，其中学位课学分不少于16。主干课程设置见表5-5。

表5-5　临床医学硕士研究生专业学位"5+3"四段式模式主干课程设置表

序号	课程名称	学时	开课学期
1	中国特色社会主义理论与实践研究	32	1
2	自然辩证法概论	32	1
3	英语精读与写作	136	1
4	硕士生英语听说	64	1
5	医学统计及 SPSS 应用	64	1
6	临床科研设计与科研写作*	32	1
7	医学信息检索与利用	16	1
8	医学分子生物学新进展（临床医学）	32	1
9	实验动物学（临床医学）	32	1
10	临床医学前沿进展*	48	
11	卫生政策与法规解读*	16	
12	循证医学*	16	
13	临床思维训练与应用*	16	2~6 学期，穿插在住院医师规范化培训中，以小讲课、案例讨论、情景模拟等形式完成
14	医患沟通的应用与技巧*	16	
15	医生职业道德素质拓展训练*	16	
16	传染病防治及诊疗技术*	32	
17	临床流行病学*	32	

注：*为临床医学硕士研究生专业学位培养与住院医师规范化培训融合课程。

（3）加强临床实践培养与住院医师规范化培训环节：①从预推免开始，按照《住院医师规范化培训标准》开始住院医师的规范化培训，进入临床进行相关专科轮转。在二级学科内不少于 3 个三级学科进行临床轮转。在导师所在三级学科训练时间不少于 6 个月，进行亚专科培训。②临床技术训练要求参照卫生部颁发的《住院医师规范化培训标准》，临床轮科应有详细记录及上级医师评语。③轮科及专科考核：每轮完一个科室，依据《住院医师规范化培训考核管理办法》中的培训过程考核，制订《南华大学临床医学硕士专业学位研究生轮科考核细则》，由科室指导小组按照细则对研究生进行考核，填写轮科考核表。在导师所在的三级学科培训完成后，按照《南华大学临床医学专科考核细则》进行考核，合格者颁发合格证。④临床技能训练结束时，由医院成立临床能力考核小组，考核内容包括：医德医风、出勤情况、临床实践指标完成情况、临床综合能力、参加业务学习活动等方面。根据研究生的各科轮转工作情况、各科轮科考核成绩，给出临床能力考核总评成绩和评语，考核合格记 6 学分，并将考核结果记在《南华大学研究生临床技能训练及考核手册》，考核小组组长签名。

（4）重视临床科研能力训练及学位论文工作。科研能力的培养要求贯穿于培养的全过程，在进行临床实践能力训练的同时，进行临床科研能力训练；在临床科研能力训练中学会文献查阅、综述撰写、课题选择与设计、实验方法、资料积累、整理和统计处理直至论文撰写，培养科研思维，掌握相关科研工作的方法。导师为研究生选择科研课题时，应注意发挥学生的主观能动性，所选的课题可结合临床工作由研究生独立完成临床经验总结，提出本人对疾病的诊断、治疗、发病机制的新见解，或提出改进临床医疗技术的新方法。学位论文应紧密结合临床实际，以总结临床实践经验为主，可以是含有统计学处理的病例分析报告或药物疗效分析，表明申请人已经掌握临床科学研究的基本方法。

三、八年制临床医学人才培养课程体系

（一）北京协和医学院的八年制课程设置

1. **课程时段分布**　医学预科阶段学程 2.5 年、基础医学阶段学程 1.5 年，临床医学阶段学程为 3 年 4 个月，科研训练 8 个月。医学生从高中毕业生中直接招收，入学考试在医学预科教育阶段开始前。学生一般在毕业前最后 1 年参加住院医师资格考试，毕业后即开始进入医生职业生涯。

2. **医学预科阶段课程安排**　医学预科阶段学程为 2.5 年。此阶段共设 47 门课程，课程总学分为 131 学分，并要求学生完成 6 学分的文化素质选修课，以增强学生的人文、社会科学素养。

3. **医学基础阶段课程安排**　医学基础教育阶段仅为 1.5 年。实行以学科为基础的课程组织形式。安排课程 21 门，理论教学和实验教学时数分配见表 5-6。

表 5-6　北京协和医学院八年制医学基础阶段课程安排表

序号	课程名称	理论教学时数	实验教学时数
1	解剖	144	89
2	组织胚胎学	108	44
3	生物物理学	36	0
4	医学文献检索与利用	30	0
5	生理学	144	62
6	医学微生物学	90	35
7	免疫学	63	21
8	神经解剖学	45	21
9	寄生虫学	45	31
10	生物医学工程	27	0
11	病理学	144	72
12	药理学	90	20
13	医学统计学	36	0
14	病理生理学	54	11
15	分子生物学	27	0
16	神经生物学	27	0
17	医学遗传学	72	22
18	早期接触临床	18	0
19	社区医学	36	0
20	医生与社会	18	0
21	科学技术哲学	54	0

4. 临床医学教育阶段课程安排　北京协和医学院的八年制临床医学教育阶段的学程是 3 年 4 个月，其中 1 年 4 个月的理论授课，1 年见习，1 年实习。临床理论授课或者研讨、见习与观察、轮转见习与实习安排见表 5-7。

表 5-7　北京协和医学院八年制临床医学阶段课程安排表

序号	课程名称	学程	授课学时数	见习与观察
1	物理诊断	讲课或者研讨	54	54（实验室）
2	实验室诊断	同上	34	20（实验室）
3	临床药理	同上	18	0
4	核医学	同上	29	7
5	放射诊断	同上	27	27
6	外科导论	同上	36	14

序号	课程名称	学程	授课学时数	见习与观察
7	临床肿瘤学	同上	27	0
8	流行病学	同上	48	24
9	社会医学	同上	18	0
10	内科学	同上	180	194
11	外科学	同上	150	152
12	妇产科学	同上	54	54
13	儿科学	同上	45	45
14	神经病学	同上	28	17
15	医学伦理学	同上	18	0
16	中医学	同上	48	24
17	皮肤病学	同上	27	9
18	口腔医学	同上	30	6
19	耳鼻喉科学	同上	40	5
20	眼科学	同上	42	3
21	精神病学	同上	35	10
22	卫生学	同上	45	0
23	医学心理学	同上	27	0
24	物理疗法	同上	18	0
25	变态反应科	同上	15	0
26	预防医学	同上		36
见习轮转	必修的见习轮转	时间（周）		
内科	同上	16		
外科	同上	16		
儿科	同上	4		
妇产科	同上	8		
神经科	同上	4		
实习轮转	最后1年的临床课程	时间（周）		
内科	同上	16		
外科	同上	16		
儿科	同上	4		
妇产科	同上	8		
神经科	同上	4		

（二）南方医科大学的八年制课程设置

1. **毕业总学分及课内学时数**　毕业总学分459学分，课内总学时5145学时。其中：核心课程：227.5学分，课内总学时3948学时，占总学分的49.6%。专业选修课：65.5学分，课内总学时1179学时，占总学分的14.3%。拓展型选修课：20学分，课外总学时300学时，占总学分的4.4%。专业实习：132学分，132周，占总学分的28.7%，创新实践：12学分，占总学分的2.6%，军训与社会实践：2学分，9周，占总学分的0.4%。时间分配列入表5-8。

表5-8　南方医科大学的八年制各学年教学时间分配表（周）

学年	教学	考试	见习实习	节日	假期	军训与社会实践	毕业	总计
第一学年	32	2		1	12	5		52
第二学年	36	2		1	12	1		52
第三学年	36	2		1	12	1		52
第四学年	36	2		1	12	1		52
第五学年	26	2	16	1	6	1		52
第六学年			50	1	1			52
第七学年	12		39	1				52
第八学年			43	1			8	52
合计	178	10	148	8	55	9	8	416

2. **专业主干学科和主要课程**　主干学科为基础医学、预防医学、生物学、临床医学。主要课程包括：

（1）理学和工学课程模块。打下扎实的理工科基础。主要由数学、化学、物理、计算机科学、系统工程等课程构成。

（2）生物学课程模块。培养丰富的生物学知识和思维，主要由生物学、细胞生物学、医学遗传学、生物化学与分子生物学、生物技术、生物信息学等课程组成。

（3）医学基础课程模块。构建学生夯实的基础医学知识和能力，主要由人体机能（生理、病理生理、药理、机能实验学）、人体形态（解剖、组胚、病理）、免疫、病原生物、预防医学（环境卫生、营养卫生、职业卫生、毒理学基础、放射医学、卫生事业管理）、实验动物学等课程组成。

（4）临床医学课程模块。学习内科、外科、专科等临床知识、诊疗技能、临床思维训练等。主要由内科学、外科学、神经精神病学、妇产科学、儿科学、传染病学、耳鼻喉科学、眼科学、口腔科学、皮肤性病学、康复医学等课程组成。

（5）人文社会科学课程模块。培养学生广阔的人文社会科学知识、行为和伦理知识，培养学生健康的职业价值观和科学态度，锻炼学生协作和沟通技能。主要由政治思想理论课、医学导论、医学哲学、大学生心理健康、医学伦理学、医学心理学、卫生法学、卫生经济学、公共关系学等课程模块组成。

（6）方法能力学训练课程模块。培养和训练学生的学习能力、思考能力、分析和解决问题能力、基本的科研设计能力。主要由计算机科学技术、自然辩证法、运筹学、逻辑学、英语教程、医学统计学、SPSS 统计软件包、医学信息获取与管理、流行病学、现代科研方法设计、现代科研实验技术等课程模块组成。

3. 实习安排及基本要求　临床通科实习 50 周。其中内、外科各 15 周，妇产科、儿科各 5 周，传染科 4 周，耳鼻喉、眼科、皮肤性病科各 2 周。临床通科实习结束后，应结合实习完成 1 篇临床文献综述或临床病例综合分析报告。轮转实习期间，每个学科结束后，必须进行出科考核，考核主要内容为医疗文书的书写、临床诊疗能力和有关的基础理论、临床基本操作技能和手段、二级学科的特殊检查技能和手段等。二级学科定向实习、博士论文训练与答辩共计 90 周。学生完成临床通科实习后，分别进入内科、外科、儿科、妇产科等二级学科进行定向实习，内科和外科要求轮转四个学科以上，外科必须轮转普通外科和门诊（含急诊室），内科必须轮转门诊（含急诊室），专科性质的二级学科定向实习，应结合本学科实际情况由导师和学生具体确定。期间，须完成二级或三级临床学科定向训练，达到住院医师规范化培训第一阶段水平；须完成博士学位课程的学习；须紧密结合临床实际，在导师指导下独立完成 1 项有创新性的科研活动，并完成博士论文。

（三）武汉大学的八年制课程设置

必修课分为公共基础课、医学基础课、医学专业课三部分。教学安排分为五个阶段。第一阶段根据学生自愿原则可在生科院或化学学院学习。第一阶段：第 1～4 学期为公共基础课，医学基础课；第二阶段：第 5～8 学期为医学基础课，基础医学课题设计、实施及论文答辩；第三阶段：第 9～13 学期为医学专业课；第四阶段：第 14、15 学期为临床实习；第五阶段：第 16 学期为二级学科及个性化培养，毕业论文。主干学科有：基础医学、临床医学；主要公共基础课有：英语、数学、物理、化学、计算机应用；医学基础课有：人体解剖学、组织胚胎学、细胞生物学、生理学、生物化学、药理学、医学微生物学、病理学、病理生理学、医学免疫学、分子生物学；医学专业课有：诊断学、内科学、外科学、妇产科学、儿科学、传染病学、神经病学、中医学。主要实验和实践性教学要求是：基础生物学实验、生理学实验、生物化学实验、分子生物学实验、医学微生物学实验、医学免疫学实验、病理学实验、药理学实验、全身体格检查及手术基本操作训练、二级学科培训。床边实践教学 40 周，临床实习 50 周。

（四）浙江大学的八年制课程设置

浙江大学的八年制培养参照美国医学生的培养模式，并结合自身特色，实行"八年一贯、两段完整"的"4+4"模式，即学生在前四年可以选择浙江大学除医学之外的任何专业攻读本科学位，获学士学位后进入医学院，后四年按世界先进的医学教育模式完成医学博士课程教育，同时积极推进标准化全科医师和规范化住院医师培养制度，最终授予博士学位。这样的"4+4"培养模式的最大特点在于，以浙江大学综合性办学优势，给学生提供了一个完整的本科教育。浙江大学的八年制学生在进入医学院后，前两年主要借鉴美国加利福尼亚大学洛杉矶分校（University of California，Los Angeles，UCLA）的课程设置，采取以人体系统为基础，以临床问题为驱动，进行医学、公共卫生、人文和社会科学等多学科的八个模块化课程学习，第三年进行通科实习，第四年则进行专科实习，并完成毕业论文和其他考核。

第六章　卓越医学人才培养教学方法改革

培养卓越医学人才，合理确定培养目标是前提，科学构建课程体系是关键，而应用和改革教学方法则是保证。方法不仅决定效率，而且影响质量。推进卓越医生教育培养计划的实施，讨论和探索适宜的、有效的、先进的教学方法，具有十分重要的意义。

第一节　医学教学方法基本认识

人们对教学方法的研究不断深入，逐步认识了教学方法的内涵、特征，提出了分类方法，也探讨了方法优化的原则和依据。医学教学方法的分类与优化研究同样取得了广泛共识和重要成果。

一、教学方法内涵与特征

（一）教学方法内涵

教学方法：广义的教学方法（一般称为教学法）是指为达到教学目的和完成教学任务所采取的途径和方法的总称。其中也包括教材编写方式、教学组织形式等。狭义的教学方法则是指在教学活动中教师如何对学生施加影响、怎样把科学知识传授给学生并培养学生能力、发展智力，形成一定道德品质和素养的具体的手段。高等教育学中所说的教学方法，一般指狭义的教学方法。

教学方法体现了特定的教育和教学的价值观念，它指向实现特定的教学目标要求。教学方法受到特定的教学内容的制约，要服务于教学目的和教学任务的要求。教学方法要受到具体的教学组织形式的影响和制约。教学方法是教学活动中师生双方的行为体系。简言之，教学方法具有目的性和双边性。

教学方法从属于教学方法论，是教学方法论的一个层面。教学方法论由教学方法指导思想、基本方法、具体方法、教学方式四个层面组成。

教学方法包括教师教的方法（教授法）和学生学的方法（学习法）两大方面，是教授方法与学习方法的统一。教授法必须依据学习法，否则便会因缺乏针对性和可行性而不能有效达到预期目的。但由于教师在教学过程中处于主导地位，所以在教法与学法中，教法处于主导地位。

教学方法不同于教学方式，但与教学方式有着密切的联系。教学方式是构成教学方法运用的细节和形式。任何一种教学方法都由一系列的教学方式组成，可以分解为多种教学方式；另一方面，教学方法是一连串有目的的活动，能独立完成某项教学任务，而教学方式只被运用于教学方法中，并为促成教学方法所要完成的教学任务服务，其本身不能独立完成一项教学任务。

一般来说，教学方法具有科学性、艺术性、多样性、综合性、发展性、可补偿性等特点。科学性是指任何教学方法的确定和选择，都不是随意的，而是有其科学根据的；艺术性是指在实际教学中要根据条件和需要，善于对教学方法进行艺术性的再创造、再加工，灵活地运用于教学实践中；多样性是指实际教学中使用的教学方法很多，没有固定的数量；综合性是指一堂课的教学，往往是多种教学方法的有机结合、综合性地应用；发展性是指教学方法不是永远不变的，它会随着时代、条件及教学活动等各种因素的发展变化而相应地变化；可补偿性是指一种教学方法的不足可以用另一种教学方法的优势去代替、去补偿，从而取得更好的教学效果。

（二）教学方法特征

1. 目的性与层次性　现代大学教学方法的目的仍然是实现教育教学目标、完成教学任务，但其内涵与传统教学方法相比已有所不同。一是突出强调激发学生的学习兴趣、动机和志向，调动学生学习、探索与研究的积极性和主动性；二是着力使学生获得正确、全面而深刻的认识，缩短认识过程，提高学习、领会与运用知识、技能的效率；三是更加重视凝结智力价值，开发智慧潜能，在重视教给学生知识的同时，教会学生学习的方法与途径，帮助他们形成学习迁移能力。它可以分为三个逻辑层次：一是哲学高度的方法论方法，即根据辩证唯物主义和唯物辩证法的基本原则，一切从教育教学实际出发，坚持教师的主导作用，发挥学生的主体作用，这是解决"教"与"学"的矛盾、实现教学相长的关键；二是具有一定共性的一般教学方法，包括理论联系实际，课内外教育教学有机结合，灌输、启发、研究等教学方式的融合；三是具体的教学方法，其依据是学校的类型、学科的性质、课程的内容、问题的特征和知识的形态。所以，现代大学教学仍然是"教学有法"。

2. 多样性与灵活性　教学方法的多样性源于教学对象、教学内容、教学手段、教学条件与教学环境的多样性。因此，推崇促进个性发展的现代大学教育，要想实现其教育教学目标，就应该运用科学的、多样性的方法来因材施教、因时施教、因情施教。灵活性既包括不同的教学内容可采用不同的教学方法和同样的教学内容采用多样的教学方法，也包括不同的教学对象采用不同的教学方法和同样的教学对象采用多样的教学方法，还包括不同教学对象、不同学科内容、不同知识形态之间教学方法的相互借鉴与综合。因此，"教无定法"又成为现代大学教学方法的又一个特征。

3. 时代性与阶段性　作为引导社会发展方向和传承与创造科学文化知识的现代大学，在教学方法上，一方面要与时俱进，富于时代性，要教会学生快速获取、科学分析、合理储存、准确提取、恰当运用知识与信息的方法和创造知识、创建制度的方法。另一方面，又要与学生认识独立性程度相适应，在"传习性"教学阶段，引导学生善听、善思、善记；在指导学生自主性学习阶段，教会他们根据需要抓主线、抓重点，从"教"通向"不教"；在研究性教学阶段，与学生一道发现与分析问题，寻找与完善方法，运用与创造知识。所以，"教会学法"是现代大学教学方法的主要任务之一。

4. 工具性与手段性 随着教育在促进人与社会发展过程中的基础地位越来越突出，教学方法的工具性与手段性也越来越清晰。从哲学高度讲，方法就是工具。现代大学教学方法就要教会学生获取信息、发现问题、探索规律、创造效益、创新知识与创建制度。手段是主体掌握、作用及改造客体的桥梁。在教学手段运用过程中，教师是主体，学生与知识、技能是客体，要促使客体发生预期变化，让教育的基础作用充分发挥，现代大学教学就要"贵在得法"。

常言道："教学有法，但无定法，妙在启发，贵在得法"，只有综合各种依据，选择适当的教学方法，才会取得良好的教学效果。

二、医学教学方法的分类

（一）从教育目的的角度进行分类

根据医学教育目的分类，可将医学教学方法分为三类。

第一类：医学认知教学方法。包括理解、记忆医学知识的方法，如讲授法、演示法等；应用医学知识的教学方法，如案例教学法、床边教学法等；培养学习、科研及创造力的教学方法，如学导式学习法、讨论法、小组学习法等。

第二类：医学专业技能教学方法。包括建立技能领悟、心向的教学方法，如示教法、临床见习法等；形成熟练技能的教学方法，如练习法、实习法、实验操作法等；培养创造性技能的教学方法，如实验研究法。

第三类：医德情意教学方法。包括培养道德认识的教学方法，如报告法、调查法、参观法等；培养道德情感的教学方法，如心理指导法、自我教育法等；培养道德行为的教学方法，如模拟法、角色扮演法等。

（二）按照时间及教学方法的特征分类

按照时间及教学方法的特征可将医学教学方法划分两大类，即传统医学教学方法和现代医学教学方法。传统医学教学方法可界定为：20世纪以前产生并沿用至今的、以教师在课堂传授知识为主要特征或依托的那些医学教学方法。现代医学教学方法界定为：在现代社会中产生的、反映现代社会发展对医学人才培养要求的那些新的教学方法。

（三）孙宝志等学者将医学教学方法分为五大类

1. 根据教学思想　分为以培根唯物主义哲学为基础的实物教学法；心理学发生认识论为基础的发现教学法；心理学行为主义为基础的程序教学法；心理学无意识理论为基础的暗示教学法；哲学存在主义和心理学人本主义为基础的非指导性或个别化教学法；马克思主义整体、联系和动态哲学观点为基础的最优化组合教学法等。

2. 根据医学教学目标　分为以医学系统知识传授为主要任务的方法，如讲授法、自学辅导法；以医学基本动作技能训练为任务的方法，如直观教学法、实地参考法、实验法、临床见习法；以临床科学思维训练为目标的方法，如床边教学法、临床诊断法、案例教学法、讨论式教学法；以综合能力和素质培养为目标的方法，如问题为基础的教学法、自主式教学法等。

3. 根据医学教学主体地位　分为以教师为主体，学生被动接受的注入式教学法；以师生为共同主体，教师为指导，学生通过探究等方式主动获取知识技能的发现式教学法；以教师为指导，学生为主体，学生独立按照教学设计程序，在教学机器上通过主动学习-反馈-改进等模式而获取知识技能的程序教学法等。

4. 根据医学教学学科课程特点　分为以了解器官系统形态为特征的形态学科教学法，如直观教学法、实地考察法等；以了解机制为特征的技能学科教学法；以了解和掌握临床技能诊治为特征的临床学科教学法等。

5. 根据医学教学条件或技术手段　分为以语言传授知识技能的方法，如传授法、问答法、讨论法等；以直观教具或现场场景传授知识技能的方法，如演示法、实验法、临床实习法、实地参观法等；以现代教育技术或手段为特征的方法，如电视教学法、计算机辅助教学法、模拟教学法、远程网络教学法等。

三、医学教学方法的优化

（一）优化的原则

1. 科学性原则　所谓科学性原则，是指临床医学教学方法的优化必须符合临床医学教育的客观规律性。医学生是千变万化各有特点的人，而医学教学的内容是涉及多种学科的科学知识体系，要通过科学的医学教学方法把这些人类一切智能的结晶——医学理论、知识和技能，变成医学学生的财富，它必须既符合科学知识自身的科学性，又要符合医学生的身心发展规律。所以，临床医学教学方法既是一门科学，也是一门艺术。贯彻这一原则的要求是：

（1）要树立唯物辩证法的教学观。唯物辩证法是一切方法的灵魂，临床医学教学方法也不例外。只有用辩证法作指导，建立在唯物辩证法基础上的临床医学教学方法才能经得住考验，才具有科学性和生命力。所谓教学观，是教师对教学、教学过程和教学各因素的见解和态度，以及从所持的一定态度、见解出发，在教学过程中所采取的教学方法。教师的教学观贯穿于教学过程的始终，支配和制约着各项教学活动，同时，也制约着教学方法的优化。尽管教师的教学观各种各样，但归结起来不外两种：一种是形而上学的教学观，一种是唯物辩证法的教学观。形而上学的教学观，用凝固的孤立的眼光看待教学过程和学生，割裂教学系统中各因素和多种条件的内在联系，采用主观主义和灌注式的教学方法。唯物辩证法的教学观则相反，用全面的联系的和发展的观点来认识和对待教学系统中各个要素，尤其是注重充分调动学习者学习的积极性和主动性；善于从实际出发，具体问题具体分析，严格按照认识规律和教学规律办事，采用启发式的教学态度和方法。因此，在临床医学教学方法的优化中，必须彻底根除形而上学的教学观，牢固树立唯物辩证法的教学观，从而达到世界观和方法论的统一。

（2）要同时掌握医学和教育科学的理论。临床医学教学方法融合教学和医学学科这两个因素。每个医学教师不管从事哪门医学学科的教学，首先必须掌握好本学科领域的知识，精通自己的专业，掌握知识的内在联系，并确定相应的认识方法。同时，还要懂得高等教育学、普通心理学，熟悉高等教育规律和学生身心发展规律。只有掌握了这两个方面的科学理论，也就是成为"医学专家+教育专家"，才能为实现教学内容的科学性和教学方法的科学性的统一创造条件。

（3）要运用科学的方法。教学方法是一个庞大的动态系统。要对这个系统进行优化组合，不仅要掌握科学的理论，而且要善于运用科学的方法。如唯物辩证法、系统论、控制论、信息论，以及科学的教学方法等。这些科学方法是一切科学研究的工具，当然教学方法的优化也离不开它。只有掌握和运用这些科学方法，才能使那些抽象的和具体的、整体的和局部的、系统的和分散的、绝对的和相对的医学教学内容与教学过程，在更高层次和更深领域有机地统一起来。

2. 整体性原则 所谓整体性原则，就是在临床医学教学方法优化中，从实际教学系统的整体目标出发，科学安排系统内的各要素，选择和建立优化的教学法体系结构，保证在整体上达到最优设计，实现整体的最优功能。整体性是临床医学教学方法优化的根本属性之一，它为我们从整体上优化教学方法提供了科学的途径。它是以临床医学教学内容和临床医学专业学生特点为依据，以充分发挥教师、学生的积极性、主动性、创造性为前提，以适应各学科需要和学生的不同特点为基础，以保证学生德、智、体、美全面协调发展为宗旨，对教学系统的各个部分、各个方面和各种要素联系起来进行系统研究、比较，从而建立最优化的教学方法体系。贯彻整体优化原则的基本要求是：

（1）把整体优化作为临床医学教学法优化的主要目标。就是把培养把目标作为整体，使教学的各方面、各层次、各因素，通过科学的方法使之有机结合，关系协调，使医学生身心得到全面和谐发展，取得最佳的教学效果。所以，在临床医学教学方法的优化中，不是孤立地研究教材、教师或学生等因素，而是研究诸要素之间的内在联系；不是研究某一种方法的优化，而是研究各种方法的综合运用和有机结合；不是研究某一阶段的或某一环节的教学方法，而是研究临床医学专业人才培养全过程的教学方法的优化组合。

（2）正确处理系统内部的各种矛盾。要实现整体优化之目的，还要正确处理教学过程中的各种矛盾，如发挥教师主导作用与发挥学生主体作用的关系，传授知识与全面发展的关系，教法与学法的关系，教书与"育人"的关系，学生的智力因素与非智力因素的关系等。另外，处理好教师与教材，学生与教材，教师与学生，教师、学生与教学环境等关系也十分重要。研究临床医学教学方法的优化，就是要认真分析研究上述这些矛盾关系的内在联系，并按其规律组织教学活动，选择教学方法。

3. 有序性原则　有序性原则要求按照临床医学各学科的逻辑关系和学生认识的顺序进行教学方法的优化，它是由临床医学学科知识本身的特点及学生认识活动的规律决定的。系统是人、设备与过程在一定环境中有秩序的组合。教学就是教师和学生、教材和教学过程在一定的教学环境中各种秩序的组合。不仅医学知识教学有其顺序，而且能力、思想品德的培养也有一定的顺序和层次，不仅一堂课、一个单元的教学有顺序和层次，而且一个学习阶段、一个学年及各门课、各个专业的教学也都有其顺序和层次。这个"序"直接影响到课堂结构、教学组织形式和教学方法的采用。这个"序"既取决于医学科学知识体系，又取决于学生的知识基础和认识水平。而在教学的长期过程中，学生的认识能力是一个由具体到抽象、由简单到复杂的发展过程。因此，这个"序"，实质上是在教师指导下，学生德、智、体、美全面发展的序。贯彻这一原则的基本要求是：

（1）掌握临床医学各学科教学大纲和教材的"序"。临床医学各门学科知识都有其严密的内在逻辑联系，各有其不同的"序"。各科教材，都是以学科体系或器官系统为依据，结合教学任务和学生的认识特点编写的，同样有其严密的逻辑联系。在优化临床医学教学方法时，教师必须努力钻研教材和教学大纲，掌握教材的科学知识体系，了解各部分知识之间的内在联系，按照教材和大纲的科学体系和顺序，以最优化教学方法，使学生迅速而准确地掌握系统的医学知识、理论和技能。

（2）掌握学生认识结构的"序"。由于医学生的年龄不同，知识基础不同，认识能力和认识结构的"序"也不同，因此要注意收集医学生学习情绪、意志、兴趣等方面的反馈信息，随时予以适当调节。在医学课程上一般先应用形象直观的教学方法，而后使用抽象概括的教学方法。在讲授某些新内容时，用先前所具有的医学基础知识为导引，温故而知新法是特别必要的，否则会影响学生新知识的理解与学习。

4. 反馈性原则　反馈性原则指在临床医学教学过程中，教师和学生要从教学活动中及时地获得反馈信息，及时地调节和控制教学活动，提高教学效率。反馈信息可以使教师和学生紧密联系，对于学生来说可以强化正确，改正错误，找出差距，改进学习方法；对于教师来说，可以及时掌握教学效果，有利于及时调控、改进教学方法。贯彻这一原则的基本要求是：

（1）师生要善于通过多渠道多角度及时灵敏地反馈并获取教学信息。教学是一个双边活动，教学效果即教师教的效果需要通过学生学的效果来检验，某些(种)教学方法应用的效果如何，需要通过多种渠道、多角度了解，如许多医学院校成立医学教学督导团及教学行政管理部门对教学进行连续动态评价，通过利用教学形势分析会、教学座谈会、评教评学等多种形式了解教学情况。

（2）师生要及时正确评价所获得的反馈信息。去伪存真，客观正确地分析评价教学效果，通过比较对比，或者向有经验的老专家老教授请教，找出教学方法中存在的问题和原因，恰当地调节教学活动，以达到最佳的教学效果。

（3）要培养学生自我反馈调节能力，提高学生学习的主动性。控制论告诉我们，在一个系统中，反馈是保证系统实现确定目标的手段。要使医学教学方法不断得到改进和发展，就要经常反馈。一是总结符合预定目标的好的经验和体会，使之不断巩固；二是善于纠正偏差，使偏离预定目标的方法及时修正，从而使医学教学方法不断得到优化。

5. 高效性原则 高效性原则是指在临床医学教学方法的优化中，合理地组织人力、物力、财力、时间等资源，从而取得最佳的教学效果。教学方法优化高效性原则，是教学方法优化的基本目标和最终归宿。如果教学方法优化不能取得最佳的教学效果，也就失去了优化的作用。临床医学教学方法优化的高效，主要体现在以下两个方面：

（1）教学效益方面，它体现在教学目的、教学方法、教学效果的统一性。教学方法的优劣，首先要看这种方法是否能有效地促进教学目的的实现。教学目的实现与否，则是通过教学效果来检验的。因此，好的教学方法，必然是教学目的、教学方法、教学效果的统一。

（2）教学效率方面，主要体现在教学效果与教师、学生投入的劳动量的比例。一种教学方法效益的高低，不能只看教学效果，还要看教师和学生投入的劳动量。投入的劳动量越少，效果越好，效率就越高，通常用"事半功倍"和"事倍功半"来形容和区别。如果教学效果尽管达到了教学目的，但这种方法使教师和学生花费了超常的时间和精力，花费了较多的财力和物力，那么，它的教学效率是不高的。在设计和改革临床医学教学方法时，有的往往只注意教学效果，而忽视了减轻学生负担，最大限度地节省人力、财力和物力。这种方法即使有一定的效果，也难以大面积地推广应用，临床医学教学方法优化的高效性，应该是能以较少的投入（时间、精力、财力和物力等）取得最佳的教学效果。

（二）优化的依据

1. 依据教学目的　教学目的制约着整个教学过程，它不仅决定着教学的方向，而且也决定着教学内容的选择和教学质量标准的确定。每门课、每节课，甚至于每一教学活动，都有其特定的教学目的。根据不同的教学目的选择相应的教学方法是教学方法优化的前提。例如，要使医学生掌握新知识，可以选择讲授法和演示法；要使医学生掌握某项操作技术、技巧，可以采用训练法；要提高医学生的逻辑思维能力和口头表达能力，应采用讨论法和谈话法。要加强临床医学专业学生应用医学知识，就要考虑应用案例教学法、床边教学法等；要培养医学生学习、科研及创造力，就要选择应用学导式学习法、讨论法、小组学习法等；而要求培养医学专业技能，则可以应用示教法、临床见习法、练习法、实习法、实验操作法、实验研究法等教学方法。医学生不可缺少的医德培养，则在更多的医学教学中应用发展医学生医德情意的教学方法。这类教学方法包括报告法、调查法、参观法、心理指导法、自我教育法、模拟法、角色扮演法等。医学教师具体选用哪些教学方法可根据教学大纲要求的教学目的而择定。

2. 依据教学内容　教学内容的特征主要包括知识的类型、难度和抽象度。一般说来概念性强或者比较陌生的课程，可采用教师讲授的策略。例如，病理生理课中"水电解质酸碱平衡"一节，缺水时机体的调节机制，教师可以运用讲授法，逻辑推理脱水的调节机制，也可以运用多媒体演示机体脱水后的表现，脱水后机体的代偿机制，如何调节最终取得平衡。当教学内容与原有知识可以类比时，可选用学生讨论的方法，如人体解剖膝关节的特点，为了概括膝关节的活动特点，可以让学生讨论，并通过自身膝关节的活动来总结概括。教材，既是"教"和"学"的主要依据，又是"教"与"学"的重要手段，它从形式和内容上都制约着教师的"教"和学生的"学"。由于学科性质的不同，教材内容和形式也不会一样，这就要求教学方法必须依据学科的不同性质、不同的教材内容进行优化选择。一般地说，公共基础课程以讲授法、讨论法、自学法等为主；临床医学专业基础课程需要理论结合实验，离不开传统的讲授法、练习法、实验实习报告、实验操作法、实验研究法等；临床医学专业课程则更多地选用案例教学法、床边教学法、学导式学习法、讨论法、小组学习法、临床见习法、实习法等教学方法。

3. 依据教学手段　教师向医学生传授知识和技能，必须运用一定的教学手段，尤其是现代化的教学手段，是教学方法优化的物质基础。"尺有所短，寸有所长"，教学手段之间都有各自的优点，同时又各有一定的局限性。因此，要根据具体情况，综合地运用各种教学手段，扬长避短，相互补充，以达到优化的目的。如电影、电视教学，以声、形同步传递教学信息，可以同时把口语、文字、挂图、实物、幻灯等显示方法加以综合运用，同时作用于医学生的视觉、听觉，根据需要可以暂停和重复。模拟教学手段，能模仿实际医疗环境、诊治过程，对于某些不能亲身体验的医学知识信息，可以使用模拟设备模拟软件进行医学教学，不仅形象、直观、逼真，缩短练习与实际操作的距离，而且便于组织，可重复，还可以更人性化，减少对病人的影响，避免因为教学引起不必要的医患矛盾。而且，教学方法的优化，必须在可提供的教学手段的基础上来进行。需要在人体上锻炼掌握的操作技能，可以借助标准化模拟病人系统得以实现。其主要特点是：形象直观、逼真，便于将教与学、练习和指导融为一体，便于组织，安全可靠；可以增加反复训练次数，直至熟练掌握；缩短教学与实践的距离；不受场地、教学资源等缺乏的限制，提高教学效果。除此之外，图书馆、资料室、阅览室、实验室、各种模型仪器和教具也是选择教学方法的重要依据。

4. 依据教学对象特点 教学对象的特点，主要指医学生的活动方式和班级整体素质。活动方式可区分为以接受医学教师影响为主，直接感知为主，还是自己活动为主。整体素质较高，可较少采用活动模式，整体素质较低，可组织一些有趣的活动，来提高学习的兴趣。同时，形成临床医学教学方法还应考虑的是学生的认识能力是一个由具体到抽象、由简单到复杂的发展过程，医学教师应综合考虑选用那些适合的教学方法。要全面地了解和研究医学生的特点和身心发展规律，选择不同的教学方法。例如，根据医学生的不同年龄、知识基础、认识能力、认识结构、学习风气和学习态度等整体情况，选择适合于整体教学的讲授法，或选择适合于个别教学的个别指导法等；根据每个医学生的爱好、兴趣、注意力、记忆力、理解能力和努力程度等个体情况，选择适合于个性化的个别指导法、小组讨论教学等；根据医学生的个性心理特征，可以选用角色扮演法、讨论法等；根据医学生的学习方法和学习习惯可以考虑应用自学法、演讲法等；根据医学生学习的有利因素和不利因素可考虑选用案例教学法、床边教学法等。总之，医学教师选用的教学方法要从学生的实际情况出发，既要面向大多数，又要处理好一般与个别、集体与个体的关系；在保证大多数医学生能接受的同时，也要照顾到个别学生；要针对医学生的不同特点，提出不同的要求，从而选用不同的教学方法。

5. 依据教育者本身素质 在教学系统中，教师处于支配地位，起着主导作用。无论是课堂教学还是课外教学活动的效果，都取决于教师传授和指导及其主导作用发挥的程度。教学法的优化，不仅由教师来设计，而且也要靠教师来实现优化的目的。教学实践证明，同一教学内容，由不同的教师讲授即使采取相同的方法去教，其结果也是不同的。造成差别的原因，一般不取决于教师是否掌握了有关知识（因为教材内容一般都是统一的），而主要取决于教师能否把这些知识创造性地与教学方法和教学环境相结合，使三者达到有机的统一。所以，要使教学法真正达到优化，必须注重发挥教师的"自我优势"，探索和设计既适应教学需要又适合自己特点的教学方法，形成自己的风格，更多发挥教师在教学中的主导作用。

除此之外，教学环境的条件、教学时数的要求、评价教学方法优化的标准、教学效果的评价等都是教学方法优化选择的参照依据。各个方面都要综合考虑，不能顾此失彼，否则在实际中应用某些教学方法时就会由于特殊条件的影响而不能收到预定的教学效果。

第二节 卓越医学人才培养主要教学方法

在实施卓越医学人才培养计划的过程中，广大师生认真总结传统教学方法的优势与不足，积极学习应用新的教学方法，结合实际，进行改革创新，逐步形成了课堂讲授式教学、问题式教学、案例式教学、团队式教学等方法灵活应用、相得益彰的教学方法学习应用态势。

一、课堂讲授式教学

讲授法（lecture-based learning，LBL）是教育历史上最悠久的方法之一，20世纪中期，美国心理学家奥苏贝尔（David P. Ausubel，1918—2008）提出的有意义接受学习理论是讲授法的理论基石，讲授法包括课堂讲授、讲座等多种形式，狭义的讲授法主要指课堂讲授。LBL教学法是以教师为主体，以讲课为中心，采取大班全程灌输式教学。讲授法仍为目前应用最广泛的一种教学方法。其基本做法、相关条件要求、相适应的考试评价方法、教案讲稿要求、备课预讲试讲做法等，都有比较成熟的定型的范式。

（一）LBL 教学法的优点

1. **节省教学资源** LBL教学法采取大班教学，通常是一名教师，几十名甚至上百名学生，这有效地节省了教学人力资源，符合我国目前仍存在的师资力量短缺的实际情况。

2. **传授知识具有准确性、系统性和连贯性** LBL教学法有利于发挥教师的主导地位，充分利用教师的专业知识，使教师可以对教授内容作全面、系统的分析讲解，既能准确、快速地把知识传授给学生，又能保证传授知识的系统性和连贯性。

3. **对学生基本能力要求低** LBL教学法以教师为主体，其授课质量、课堂气氛等主要靠教师个人把握，因此，教师可以照顾到绝大多数学生的接受能力，将所授知识深入浅出，按期完成教学任务。

4. **现代技术丰富了 LBL 教学** 随着科学技术的进步，多数院校早已采用多媒体教学，避免了教师在课堂上做大量的板书，提高了讲课效率；同时，互联网又极大地丰富了教学内容，教师可在网上找到大量的病例、图片、视频等教学资源，授课时可以图文并茂，这不但有利于学生的理解，还有助于调动学生的学习兴趣和积极性。

（二）LBL 教学法的不足

1. 不利于调动学生的学习积极性 LBL 教学法以教师为主体，教师讲课中注重知识量的传播，部分教师为完成教学任务可能出现满堂灌的情况，这不利于调动学生学习的积极性，容易使学生产生倦怠心理，因此，被称为"灌输式"教学。

2. 不利于培养学生的独立思考能力 LBL 教学法学生是被动学习，老师代替学生去思考和解决问题，学生自我发挥的空间较小，久而久之，学生在遇到问题时会产生对老师的依赖性，因此，该教学法缺乏对学生独立思考和解决问题能力的培养，被称为"填鸭式"教学，这不利于学生以后的个性发展，也有悖于现今社会培养创新型人才的目标。

3. 学生对知识的运用能力较差 医学是一门应用学科，LBL 教学法注重知识点的讲解，这使得学生的应试能力较强但对知识的应用性较差。此外，LBL 教学法的各学科界限分明，学科间的横向联系较少。而实际临床工作中，通常是一个临床病例综合了多个学科，这会使学生所学理论知识和临床实际差别较大，学生难以有效应用所学知识。

（三）对 LBL 教学法的基本看法

尽管讲授式教学法存在诸多缺陷和质疑，但至今仍是其他教学法所不能替代的。教师应根据教学内容和教学对象灵活运用，对自主学习能力较差的学生，还是应以此方法为主；对高素质的学生群体，因其主动学习能力和自学能力以及理解能力均较强，此种方法较大程度地束缚了学生自身能力的发挥，不利于开发其内在的潜力以及创造力。

二、问题导向式教学

以问题为导向的教学方法（problem-based learning，PBL），1969 年由美国的神经病学教授 Barrows 在加拿大麦克马斯特大学（McMaster University）首创，目前全球约有 1700 所医学院采用 PBL 教学模式。20 世纪 90 年代以来，成为国内医学院校普遍尝试的一种教学方法。PBL 教学法是以问题为基础，以学生为主体，以小组讨论为形式，在辅导教师的参与下，围绕某一医学专题或具体病例的诊治等问题进行研究的学习过程。

（一）PBL 教学法的优点

1. 顺应时代的发展要求 PBL 教学法在教学过程中以学生为主体，学生通过查找资料和讨论来解决问题，锻炼了学生的自学能力、解决问题的能力，并有效地开发了学生的潜力和创造力，适应了当今社会对创新型人才培养的需要。

2. 调动学生的主动性和积极性 PBL 教学中学生变被动学习为主动学习，学生通过自主学习以及组内讨论来解决问题，成为课堂的主体，可提高学生的学习兴趣，调动学习的积极性。

3. 提高学生的综合素质 PBL 教学形式多样，既有课下的自主学习，又有课上的小组讨论，这不但有助于提高学生的自学能力和解决问题的能力，也能提高学生的团队协作能力和沟通能力，有利于学生的个人发展，更好适应当代社会对人才综合素质的需要。

4. 提高学生对所学知识的运用能力 PBL 教学是从培养临床医生的角度进行实用性学习，授课以临床病例为基础，将各基础学科和临床学科的知识点贯穿于一个真实的病例，打破了学科的界限，能锻炼学生以病例的诊治为中心的发散思维和横向思维，提高学生对所学知识的运用能力（表 6-1）。

表 6-1 LBL 教学法与 PBL 教学法比较表

比较要素	LBL 教学法	PBL 教学法
学习目的	传播知识,对每一课程的教学均有较强的深度和广度,知识全面、连贯、系统	从培养临床医生的角度进行实用性学习,以培养合格、有能力的临床医生为目的
内涵	学科界限分明,学生理论较强,但运用知识能力较差	以临床病例为基础,学科间交叉渗透,培养学生以病例的诊治为中心的横向思维
教学形式	以教师为主体、以讲课为中心	以学生为主体、以问题为中心
评估体系	终结性评价,在整门课程结束后进行统一考试	形成性评价,根据每次讨论学生回答问题次数、质量及资料复习书面报告进行综合评估

（二）PBL 教学法的不足

1. 学生基础知识欠扎实 PBL 教学法实行以临床问题为引导的基础理论学习，其课程内容含量少于传统课程，学生将注意力集中到解决问题上，而忽略了对知识点的掌握，所学知识缺乏系统性和连贯性。

2. 学习负担加重 PBL 教学的成功开展，需要学生的主动配合，从准备资料开始，要结合病例去查阅大量的文献资料，从而得出最佳结论。因此，前期准备工作上的时间约需一周，大大多于普通的课堂学习的预习。目前，我国学生的课业负担仍然很重，占用学生大量的课余时间，久之会使学生产生抵触心理，难以收到良好的教学效果。

（三）PBL 教学运用

关于 PBL 教学法的运用，教育工作者进行分类探索和总结，形成了经典的 PBL 教学法、与理论授课结合的综合性的 PBL 教学法、利用网络模拟医院的 PBL 教学法等具体方法，明确了程式与要求。在该方法的运用中，对教师的要求比较明确，就是要担负起促进者、指导者、示范者、管理者、评价者的角色。

（四）PBL 教学模式的适用范围

1. 低年级不宜适用，高年级较好适用 目前，我国医学院校学生在以往的学习中，基本上接受的都是传统模式教学，自学能力差，对一入学就采用 PBL 教学难以适应。所以必须结合这一特殊性，建立循序渐进的教学过程，先以 PBL 教学目标为导向，为低年级学生打好理论知识基础，然后再在高年级中逐步开展 PBL 模式的教学。这样能够更好地发挥 PBL 教学的优势，提高学生的学习兴趣，激发学生的思维，调动学生的积极性和主动性。

2. 基础课及专业基础课较少适用，专业课较多适用 基础课及专业基础课暂不采用或依据适合的课程内容较少采用 PBL 教学，而应主要采用传统教学法，可以充分发挥传统教学法优势，使学生充分、全面、系统、扎实地掌握基础理论知识；在此基础上，专业课采用 PBL 教学，学生站在一个较高起点上，开展起来更容易。如果在尚不具备一定的专业基础知识时就采用 PBL 进行教学，学生还不具备对新知识的理解能力，自学起来则非常困难。

3. 理论课部分章节适用 PBL 教学耗时较多，且学生需具备一定的基础理论知识，因此在医学理论课中全部采用 PBL 教学并不合适，只能在适合的内容采用。若全部采用 PBL 教学，学生也不可能将大部分自由支配的时间全部投入到课程准备中，反而影响教学效果。

4. 实习课部分适用，实验课不适用 实验课是为了巩固和加强理论课所学的基础知识，提高学生的动手能力和分析能力，培养严肃的科学态度及实事求是的作风而开设的。如果把时间过多用在实验 PBL 教学上，讨论一些理论问题，将大大减少学生动手锻炼的机会与时间，这就失去了开设实验课的意义。而对于分析思考能力的培养，可以通过引导学生认真分析实验结果，特别是当实验结果与预期有差异时，更要认真分析、讨论可能引起这种差异的原因。此外，还可通过综合性、设计性实验培养学生的创新思维以及分析、解决实际问题的综合能力。临床实习是医学生从理论学习到临床工作的必经阶段，可培养学生分析、解决问题的能力，培养学生具有良好的"医德医风"，尽快完成从"医学生"到"准医师"的转变，为毕业后独立工作打下基础。此时，学生已基本掌握医学基本理论、基本知识和基本技能，时间也较充裕，基本具备实施 PBL 教学的条件。在实习课部分采用 PBL 教学，可以更好地培养学生临床观察与诊疗思考的能力。

大部分课程采取 LBL 教学法，使学生掌握系统、全面的医学基础知识，规范的操作方法；小部分课程采取 PBL 教学，训练学生的实际运用能力，两种教学方法有机结合、优势互补，不仅可以激发学生的学习兴趣，更主要的是有利于培养医学生的临床思维和综合能力；还可以解决教学时数不够、教学资源不足的问题，节约大量教育经费。

（五）应用 PBL 教学所存在的问题

距 PBL 首次引入我国已经过了 20 余年，越来越多的医学院校都开始应用此方法。然而，PBL 教学方法本身的局限性以及我国长久以来一直实行传统课程教育体系的现状和经济发展状况，使 PBL 教学方法在推行时面临许多难题。

1. PBL 教学方法本身存在的问题 任何教学方法都不是完美无缺的，PBL 也不例外。和传统授课方式相比，PBL 的课程容量小，学生可能会将注意力集中在解决问题的过程上而忽略了学习目标本身。传统授课方式将很多经验性的知识直接传授给学生，而 PBL 就要求学生自己去摸索。这样，在一个问题上学生要花费更多的时间，在本就繁重的课业压力下，可能会加重学生的负担。同时，PBL 取消了教师的系统讲授，这不利于学生掌握完整的系统的医学基本理论，基础知识可能欠扎实。

2. 传统教育观念根深蒂固的制约 由于 PBL 本身的多变性和灵活性，使一些教师特别是年龄较大的教师对于 PBL 的观念不可接受。对于从小接受传统教育的学生来说，突然接触 PBL 这种完全由学生作为学习过程核心的教学方法，会觉得无所适从。PBL 的关键之一是发挥学生的主观能动性，使其能够调动自身积极性，与课程紧密结合。但是由于长期受传统教学方法的影响，学生的主动性普遍不高。师生双方对于 PBL 这种新的教学方式缺乏必要的心理和技能上的准备，致使教学效果受到影响。因此，不能机械套用国外 PBL 教学模式，实现 PBL 本土化是当前研究的重点方向之一。

3. 有效评价体系尚未建立 PBL 是一种集教学过程和结果于一体的教学方法。而现行的对于学生的考核方式只注重最终的考试成绩，而忽略了对学生学习过程的监控和评价。研究显示，若采用传统的教育评估方式，如执业医师资格考试，PBL 与传统教学法结果并无明显差异，但大量事实证明 PBL 对培养学生临床问题解决能力、团队合作能力及信息管理能力以及对提高学生满意度等方面具有优势。

4. 师资力量难以保证 PBL 是一种对于教师素质要求很高的教学方法。它要求教师必须转变传统的教学观念，充分理解 PBL 教学法的精髓，熟悉其教学过程。要认识到教师是整个过程的组织者、参与者、指导者，适时地发挥教师的组织作用、参与作用、指导作用是 PBL 教学法顺利进行的关键。实现以"教"为中心向以"学"为中心的转变，对指导教师提出了新的挑战，教师不但要具有高水平的专业知识、专业技能和丰富的临床交叉学科的相关知识，还需具备较强的知识综合能力和组织领导能力。目前国内对 PBL 教学模式具有较强执行能力的教师还为数很少。

5. 教学资源不足 PBL 教学过程中需要大量的资源，如充足的图书馆馆藏、大量的文献数据库、适当的教材以及专门的教室和教具等硬件设施。这需要学校有大量的资金支持和投入。

三、团队式教学

这里所称的TBL为team- based learning，即团队教学法，与通常所说的TBL 教学法（task- based learning）即任务式教学有所不同。

以团队为基础的学习（team-based learning，TBL）是在以问题为基础的学习（problem-based learning，PBL）教学模式上形成的一种新型成人教学模式。不像传统的以授课为基础的学习（lecture-based learning，LBL），TBL 不再以教师为主体，而是以学生为主体，是一种以团队为基础，提倡学生自主学习，以将学生培养成终身学习者为目标的新型教学模式。

20 世纪 70 年代末，美国俄克拉荷马州立大学的 Michaelsen 教授为了在学生人数增加的情况下保证教学质量，提出了 TBL 的基本教学模式。此后，TBL 的理论在接下来的 20 多年中得到不断完善与发展。2002 年以前，国外学者称这种教学模式为"team learning"。2002 年 Michaelsen 等学者正式将这种教学模式命名为"team-based learning"，并在美欧发达国家的医学等课程教学中逐步推广应用。目前，国际上至少有包括美国、加拿大、澳大利亚、韩国、印度等 7 个国家和地区的医学教育接受并应用 TBL，其中美国至少有 70 多个医学院校应用了 TBL。绝大多数已采用 TBL 的院校都取得了很好的教学效果，并积累了较为丰富和成熟的经验。

TBL 是在 PBL 基础上改革创新并逐渐兴起的一种新型教学模式，其强调的是在有清楚学习目标的课前及课上的学习，一定程度可弥补 PBL 教学法和 LBL 教学法的不足。通过课上不同的测验方式及作业，既保证了学生基础理论知识的掌握，又培养的学生的临床技能，是结合二者优点的教学方法。

（一）TBL 教学法的优点

1. 更好兼顾基础理论与临床技能培养　TBL 教学过程通过不同形式，实现了学生主动学习、讨论式学习和互学互教的拓展性学习，既注重学生临床技能的培养，又注重了基础知识的学习，真正做到基础理论与临床技能培养并重。

2. 更好强化综合能力培养　TBL 教学法以团队协作为基础，提高了学生分析问题、解决问题能力，以及团队合作和人际交往等综合能力。

（二）TBL 教学法的不足

TBL 教学法的缺陷也与 PBL 较为类似，包括学生耗时多，对学生的素质和能力的要求仍较高，对师资和教学条件的要求也较高。

TBL 与 PBL 都是对传统的以讲授方式为主的教学模式的改革，有着共同的目的，即改变传统教学模式以教师为主体的方式，将学生作为教学的主体，增加学习的趣味性。然而，两者在实施的过程中却存在较多的差别（表 6-2）。

表 6-2　PBL 教学法与 TBL 教学法比较

比较因素	PBL 教学法	TBL 教学法
内容	以病例为中心，倾向于临床应用	团队式教学，基础与临床并重
实施难度	跨学科程度高，对学生基本要求高	跨学科程度低，对学生基本要求较低
适用对象	适用于有一定理论基础，临床阶段的医学生	适用于任何阶段的医学生
核心教学思想	教学以学生为中心，学习是由于解决问题的知识缺陷带动的。强调学生导向的学习，并应用知识解决实际问题。学生的收获来自于导师领导的小组解决实际问题	教学兼顾学生为中心和教师为引导，先由学生学习，然后通过评估，最后应用于实际问题的解决。强调应用老师的专业知识来解决实际问题，学生的收获来自于围绕实际问题的讨论以及老师就该组讨论的及时反馈
基本教学方法	教学中，老师逐步揭晓事先准备的案例。学生分析案例并发现解决问题的知识缺陷，并学习缺如的知识以参加老师引导的讨论	教学中，老师指定学生的学习内容，学生通过自主学习参加准备度测试，并应用所学的知识在团队讨论中选择指定问题的解决方案
学习者的目的	教学中，学生的学习动力在于参与讨论、课外学习其感兴趣的案例并分享自己的见解。而考试常常很简单	教学中，学生学习的动力在于自己以及所在团队在准备度测试中的良好表现以及参加团队讨论
教师的作用	教学中，教师组织案例来激发学生的学习，促进小组讨论，必要时给予引导，更多的像一个顾问，帮助学生完成独立学习	教学中，教师需要制订教学目标，选择教学内容，准备测试题目，提出学生要解决的问题，组织团队讨论。教师是一个指导者，指导学生学习相关内容应用于实际问题的解决
学生的作用	教学中，学生自己确定学习内容，并独立完成课堂外学习，参与小组讨论	教学中，学生也是独立完成课堂外学习，参与团队讨论，并将团队讨论意见提交给全班讨论
支持条件	教学要求的教学资源更多，生师比例更小	教学可允许较大的生师比例

（三）TBL 教学运用

基于团队式学习的组织及实施分为 3 个阶段，即准备阶段、执行阶段与评价-反馈阶段。具体要求不做赘述。

四、案例式教学

案例式教学（case study based learning，CBL）是由美国哈佛大学法学院于 1870 年首创，随后被迅速广泛推广，20 世纪 80 年代引入我国。其特点是打破学科界限，围绕问题编制综合课程，以提高学生学习的主动性，培养创新能力，提高学生获取新知识、有效运用知识解决新问题的能力为教学目标。在医学领域，临床案例教学是指在临床教师的指导下，就某一主题运用涵盖该主题知识点的典型临床案例，组织医学生学习和讨论的一种教学方法。医学教师为启发学生掌握对病症的诊断与治疗，将不同疾病的诊断及治疗过程记录下来做成案例，用于课堂分析，以培养学生的诊断推理能力。

（一）案例教学法的优点

1. 可充分调动学生积极性　案例法教学是对传统教学的改革，它改变了长期以来老师惯用的"灌注式"教学，代之以实例、设问、分析以及学生的共同参与，以其生动性、现实性充分调动学生的积极性，提高教学效果。

2. 可提高学生分析、解决实际问题的能力　在实例中锻炼学生，全面提高学生解决实际问题的能力。切实培养医学人才的临床能力，避免纸上谈兵。

3. 可巩固理论知识　从教育学的观点看，案例法教学符合巩固性原则。它易于理解，有利于学生的记忆和激发学生的学习兴趣，有利于深化理论教学，巩固所学的理论知识。

（二）教学运用

在医学学习中，进行案例教学的主要程序包括：案例准备、学生小组准备、小组集中讨论和总结阶段。详细过程不做赘述。

综观 LBL、PBL、TBL、CBL 等教学法，它们各有其优缺点，因此应该根据授课内容及授课对象综合应用。应当看到，对医学生而言，在基础阶段的学习还是应以 LBL 和 TBL 教学法为主，而临床阶段的学习可逐渐采用 PBL 和 CBL 教学法；对理论性强、难以理解的知识应仍采用传统的 LBL 教学法，对比较浅显易懂以及与临床关系较密切、更新速度较快的知识点，应用 PBL 或 TBL 教学法，便于学生的自我发挥，几种方法取长补短、相得益彰。对教学法的研究是永恒的话题，也是永远没有标准答案的问题，对不同授课内容和不同的学生，在不同的教学条件和环境下，教师应灵活选用教学法，综合运用，从而达到最好的授课效果和人才培养质量。

五、教学评价方法

（一）教学评价的分类

根据评价在教学活动中发挥作用的不同，可把教学评价分为诊断性评价、形成性评价和总结性评价三种类型。

1. 诊断性评价　诊断性评价是指在教学活动开始前，对评价对象的学习准备程度做出鉴定，以便采取相应措施使教学计划顺利、有效实施而进行的测定性评价。诊断性评价的实施时间，一般在课程、学期、学年开始或教学过程中需要的时候。其作用一是确定学生的学习准备程度，二是适当安置学生。

2. 形成性评价　形成性评价是在教学过程中，为调节和完善教学活动，保证教学目标得以实现而进行的确定学生学习成果的评价。形成性评价的主要目的是改进、完善教学过程，步骤是：①确定形成性学习单元的目标和内容，分析其包含要点和各要点的层次关系；②实施形成性测试。测试包括所测单元的所有重点，测试进行后教师要及时分析结果，同学生一起改进、巩固教学；③实施平行性测试。其目的是对学生所学知识加以复习巩固，确保掌握并为后期学习奠定基础。

3. 总结性评价　总结性评价是以预先设定的教学目标为基准，对评价对象达成目标的程度即教学效果做出评价。总结性评价注重考查学生掌握某门学科的整体程度，概括水平较高，测验内容范围较广，常在学期中或学期末进行，次数较少。

评价是教与学过程中的基本成分，三种评价并非彼此排斥，它们是相互联系和相互渗透的（表 6-3）。这是因为任何一种工作都是连续的，阶段的划分也是相对的，无论是形成性评价或是总结性评价都带有诊断的性质；而且，由于评价的根本目的是为了促进工作，促进发展，所以任何评价都带有形成性的性质。没有诊断性评价不是真正的科学的评价，只是一种主观臆测，而没有形成性评价也就失去了评价的意义。平时成绩、小考成绩以不同的比例计入总评成绩，这不是形成性评价，这是使用形成性方法的总结性评价，即采用阶段性测试的形式，并最终形成总评成绩。每当教师采取其中一种评价形式时，都应让学生明确评价的目的、如何进行评价以及评价的标准是什么。

表 6-3　三种教学评价比较

种类	诊断性评价	形成性评价	总结性评价
目的	合理安置学生，考虑区别对待，采取补救措施	及时反馈，即知即改。改进学习过程，调整教学方案，促进学生进步与发展	"一锤定音"。判定最终学习结果，为甄别和选拔服务
作用	查明学习准备情况，确定不利因素，以便对症下药	诊断、分析教学过程，确定教学效果，提出改进措施。进行个性化分析，个别性反馈，个体性指导	评定学业成绩。进行整体性分析，看分布状态，看变化趋势
评价重点	素质、过程	学习过程	学习结果
评价主体	教师	教师、学生本人、同学	教师
评价内容	必要的预备性知识与技能，以及学生生理、心理、环境等因素	语言知识、语言技能、情感态度、学习策略、文化意识	知识、技能
手段	特殊编制的测验、学籍档案和观察记录分析	日常观察、作业评定、问卷调查、自评/互评、访谈、平时测验、活动记录等	考试（如期终或学年考试、结业考试等）

续表

种类	诊断性评价	形成性评价	总结性评价
实施时间	课程或学期、学年开始时，教学进程中需要时	课题或单元教学结束后，经常进行	课程或一段教程结束后，一般每学期 1～2 次
评价结果	为教学活动的开展提供前提和基础	记述是否达到目标的要求，指出缺点，提出建议。结果呈现为好、差，优、劣，有指导性标准，判断程度等级存在主观因素，可以分项赋予分值。不计入总分，评价结果当时运用。为终结性评价提供促进	记分。结果呈现为分数，在统一标准下计分。题型多样，且有固定要求。考点有原则的或具体的要求。小考、大考以不同的权重计入总分
主要特点	前瞻式	前瞻式	回顾式

（二）教学评价的方法与要求

教学评价的方法通常包括：测验、征答、观察提问、作业检查、听课和评课等。教学评价的要求一般包括：明确多次评价的目的和评价对象，以解决评价的方向性问题；明确每次评价的内容和评价的具体目标；明确为评价而准备的条件；对评价资料进行客观、科学的判断。

（三）临床医学考试方法

1. 笔试 笔试可分为固定应答型和自由应答型两种。对于固定应答型试题，学生要在试题提供的备选答案中选择答案或在限定的条件下回答试题，类型包括多选题（A、B、C、X 型题）、是非题和填空题。自由应答型试题包括简答题、论述题和限制型论述题。

2. 口试 口试是一种教师和学生面对面的考试形式。口试可以评价学生是否知道怎么应用医学知识，了解学生的思维过程，考核学生分析问题和解决问题的能力，也有助于评价教师的教学效果。

3. 标准化病人考试 标准化病人（standardized patient，SP）即经过培训的模拟病人考核学生，一般由标准化病人根据事先制订的标准为学生打分。标准化病人在结构化客观临床考试（OSCE）中被重视，此外，也应用于临床教学之中。

4. 计算机模拟病例 计算机模拟病例（computer-based case simulations，CCS）是由计算机软件实现的、动态的、人机交互的对病人疾病状况的模拟。病例一开始提供病人的病情简介和来诊时的病例信息，然后考生以文本方式输入医嘱，决定进行哪些诊断学检查、采用何种治疗措施以及如何监控患者的病情，模拟病人的病情随着模拟时间、根据本身的病情和考生的干预不断展开，直至病例结束。模拟病例考试的评分由考试系统中的评分程序完成，评分方案由编写病例的治疗专家组拟定，评分程序的算法是对评分方案的编码化，代表了这些专家们的评分策略。CCS 考试具有很高的表面效度和内容效度，因为它提供了一种对诊疗环境的比较真实的模拟，要求学生能够针对模拟病例的具体情况，进行重点病史采集、体格检查和必要的实验室检查，做出正确诊断；实施必要的治疗或干预措施，从而实现对考生的解决临床问题（包括诊断、治疗和监护）能力的评价。

5. 客观结构化临床考试（objective structured clinical examination, OSCE）　并不是某一种具体的考核方法，实际上 OSCE 只是提供一种客观的、有序的、有组织的考核框架，在这个框架当中每一个医学院、医院、医学机构或考试机构可以根据自己的教学大纲、考试大纲加入相应的考核内容与考核方法。它是通过模拟临床场景来测试医学生的临床能力；同时也是一种知识、技能和态度并重的临床能力评估的方法。考生通过一系列事先设计的考站进行实践测试，测试内容包括：标准化病人、在医学模拟人上实际操作、临床资料的采集、文件检索等。考站设置分为长站、短站，时间为 5~20 分钟。由主考人或 SP 对考生进行评价。美国医师考试委员会（NBME）研究认为医学生应当具备下列临床能力：收集病史；体格检查；运用诊断性辅助检查；诊断能力；作出医疗决策能力；执行医疗决策能力；继续医疗决策能力；继续治疗护理能力；正确处理医患关系；职业态度。OSCE 实际上就是针对以上各种评价目的所能采用的各种评价手段的综合体，是目前较全面的评价体系。其考核标准是统一的；对于考生临床技能的评价具有广泛连续性；所采用的测试手段与临床实际情景结合得非常密切。在 OSCE 中如何更加合理地设置考站，实现考试目的，还有待进一步的研究和改进。

6. 微型临床演练评估（mini-clinical evaluation exercise，Mini-CEX）　是在传统的 CEX 基础上，发展出的一套用来评估医师临床技能并具有教学功能的测评工具，包括观察和评价医师的知识、技能、态度和医师的适时反馈。Mini-CEX 为一种迷你型的多次重点式评估，在门诊、急诊或住院等临床例行工作中均可以开展，具备相当可靠的信效度和极好的便利性。Mini-CEX 具有参与双方的信息及时反馈功能。应用 Mini-CEX 能增强评估的科学性，并能促进学习和培训。Mini-CEX 作为目前医学教育体系中应用最广泛的一种评估手段之一，受到了国内外医学教育工作者的关注，并开始逐渐引入我国。Mini-CEX 将在中国医师培养制度中发挥非常重要的作用。

7. 操作技能直接观察（direct observation of procedural skills，DOPS）　考核内容通常证：①适应证，相应解剖位置，操作技巧；②取得病人口头同意或获得知情同意书；③适当的操作前准备；④适当的止痛或镇静麻醉；⑤操作的技术能力；⑥无菌操作技术；⑦需要帮助时能寻求帮助；⑧术后处理；⑨沟通能力；⑩人文关怀，以及操作此项技能的整体能力。应当是对真实病人进行的操作而非模拟设备。考核老师根据学员该考核项实际水平对每个考核项目给予评分：未达到预期 1~2 分；接近预期 3~4 分；达到预期 5~6 分；好于预期 7~8 分。每次操作考核 15～20 分钟，学员操作结束，教师给予 5～10 分钟的反馈，指出操作好的方面，并指出不足之处，并在反馈栏中具体填写好。教师和学员互相就此次考核打出总体满意度。对考核教师集中进行考核前集中培训，明确考核方式、评分标准，纠正教师间的评分偏差，尽量保证评分的客观性与可比性。比较适合这种考核的技能项目包括：心电图操作、各类穿刺、插管、伤口换药、清创缝合、手术消毒铺巾、开关腹、小型手术及各类专科操作等。

8. 病例个案讨论（case-based discussion，CBD） 病例个案讨论是临床教师与学生一起对学生管理过的临床病例作结构式讨论的考核方式。通过师生之间就学生曾管理过的真实病例进行结构式的讨论，使学生把处理病人过程的临床思维与临床抉择详细地呈现出来，可以准确评价学生的临床思维、临床抉择能力。通过讨论后的反馈，指出学生思维与抉择中的不足。

六、现代教育技术的运用

现代教育技术以信息技术为主要依托，即涵盖信息技术的教育技术手段组成的系统称之为现代教育技术。教育、教学过程实质上是信息的产生、选择、存储、传输、转换和分配的过程，而信息技术正是指用于上述一系列过程的各种先进技术的应用，包括微电子技术、多媒体技术、计算机技术、计算机网络技术和远距离通讯技术等方面。把这些技术引入到教育、教学过程中，可以大大提高信息处理的能力，即大大提高教与学的效率。现代科学技术的发展突飞猛进，使得各种媒体所拥有的信息资源大幅度增加，包括期刊、论文、专利、图书、软件等，20世纪 50 年代每 10 年才增加 1 倍，则 2～3 年就翻一番，人们掌握知识的半衰期在不断缩短，因此，教与学的效率尤其显得重要。传统的教育技术，即投影仪、幻灯机、电视机等硬件和与之相对应的教学软件及方法一般称为电化教育技术。

（一）现代教育技术的主要特点

1. 从教学规律看 现代教育技术克服了传统教学知识结构线性的缺陷，具有信息呈现多形式、非线性网络结构的特点，符合现代教育认知规律。第一，从建造和形成认知结构方面，现代教育技术的教学系统是基于奎林（M.R.Quilian）的语义网络理论。人类的认知是一个层层相连的网状结构，这个结构中有节点、链等。各节点之间通过链的作用而结成一个记忆网络。现代教育技术教学结构从最初的知识节点出发，呈网状存在的知识链结构形成一种多层次的知识结构。这是一种以人类思维方法组织教学信息的学习环境，学生可以根据自己的实际能力、学习需要来安排自己的学习。显然，传统教学知识结构的线性化，不仅限制了人们多层次、多角度地获得知识信息，而且也限制了学生只能按照教师的教学计划来完成学习。第二，在认知过程方面，现代教育技术教学符合加涅（R.M.Gagne）

的认知学习理论，该理论揭示人类掌握知识、形成能力的阶梯式发展过程：传统的职业技术教育教学过程，尤其是理论教学部分，是由感知教材、理解教材、巩固与运用知识几个环节顺序连接的，形成的时间周期长，学生的记忆易于淡化，这是不利于阶梯式发展过程形成的。而现代教育技术则把感知、理解、巩固与运用融合为一体，使得学生在较短时间内记忆得到强化，可以有效地促进个体主动参与认知结构不断重组的递进式学习过程。

2. **从教学模式看**　现代教育技术教学系统既是一个可以进行个别化自主学习的教学环境与系统，同时又是能够形成相互协作的教学环境与系统。不论是传统的电化教育手段，还是多媒体教学系统组成的现代教育技术教学系统，输入与输出手段的多样化使其具有很强的交互能力。多种学习形式交替使用，可以最大限度地发挥学生学习的主动性，从而完成自主学习。与网络技术相结合的多媒体教学系统还可以使学生与学生之间、学生与教师之间跨越时空的限制进行互相交流，实现自由讨论式的协同学习，这是传统教学模式无法与之相提并论的。

3. **从教学内容看**　现代教育技术可以集声、文、图、像于一体，使知识信息来源丰富，且容量大，内容充实，形象生动而更具吸引力。为学生创造一个宽阔的时域空间，既可以超越现实时间，生动地展示历史或未来的认知对象，又能够拓宽活动范围，将巨大空间与微观世界的事物展示在学生面前加以认知。应用现代教育技术教学系统改变了传统教学方式，使学生占有的时空不断扩大。而传统教学方式则依靠文字教材和教师的课堂讲课，强调教学过程由近及远、由浅入深、由具体到抽象的原则。

4. **从教学手段看**　现代教育技术的教学系统主要是指多媒体教学系统。多媒体教学系统强调以计算机为中心的多媒体群的作用。从根本上改变了传统教学中的教师、教材、学生三点一线的格局，学生面对的不再是单一枯燥无味的文字教材和一成不变的粉笔加黑板的课堂，呈现在学生面前的是图文并茂的音像教材、视听组合的多媒体教学环境与手段和在网络、远距离双向传输的教学系统，所有这一切使得传统教法中抽象的书本知识转化为学生易于接受的立体多元组合形式，使得教学过程与教学效果达到最优化状态。学生在整个学习过程中，充分利用视觉与听觉功能，对大脑产生多重刺激，从而使得学习效果显著提高。

（二）现代教育技术医学教育应用的必备条件及应用要求

1. **现代教育技术医学教育应用的必备条件**　硬件基础包括多媒体教室三大件，即多媒体计算机、数字投影仪、网络；多媒体实验室及教研室具备制作多媒体课件的基本条件。教学资源库建设包括教材及参考资料、视频和音频资料、图片资料和动画等。教师具有运用现代教育技术的能力，包括运用 PowerPoint、CAI课件、网络课程、专题学习网站等。

2. **现代教育技术医学教育应用的基本要求**　教师熟练掌握教学法和授课技

巧，及时收集素材，认真编写教案、课件脚本，熟练使用办公软件制作多媒体课件，具有设计教学内容、选择与应用方法手段的能力。在课堂教学中，能够恰当使用多媒体课件和熟练应用 PowerPoint；能够充分利用国际互联网教学资源、校园网上的教学资源及本专业的精彩网站资源；能够充分应用感性资料进行形象直观教学。

值得指出的是，与教学方法一样，现代教育技术的应用对于卓越医学人才培养目标的实现只是手段，不是目的。偏离了培养目标的任何现代教育技术的应用都将失去本来的意义。

第三节　卓越医学人才培养方法应用与改革探索

承担了"卓越医生教育培养计划"项目的高校在巩固传统优良教学方法的基础上，积极探索应用先进的教学方法，取得了较好成效。以下选取几个案例材料予以呈现，以发挥借鉴和参考作用。

一、本科层次卓越医学人才培养教学方法应用与改革探索

（一）南华大学五年制本科临床医学教学方法应用改革探索

1. 巩固传统方法并学习应用新的方法　根据"学生为中心"和"自主学习"的观念要求，与新课程体系相适应，积极采取启发式教学（PBL 法、案例式教学法、参与式教学法、情景教学法、标准病人教学法）、指导性学习、探究式学习、综合实验等教学方法，进一步提高学生自主学习能力、动手能力以及分析和解决问题的能力。巩固完善计算机辅助教学法，在适宜课程、适宜内容积极采用多媒体教学。主要在临床医学课程教学阶段，积极采取小班、小组方式教学。积极探索以能力为导向的学生评价方法，注重临床思维能力、临床实践能力评价，提高学生创新意识、创新能力和实践能力。注重批判性思维和终身学习能力的培养，关注沟通与协作意识的养成。

2. 完善考核评价体系　改革完善覆盖课堂教学、实验教学、实践教学的形成性与终结性评价相结合的系统评价体系，更加全面评价学生的思想道德与职业素质、知识和技能水平。构建基础实验和临床技能考核几个相对独立而又紧密联系的系列考试模式。重点完善"见习前临床基本技能过关考核—实习前临床基本技能综合考核—实习期间临床专科技能出科考核—实习末期临床技能多站式综合考核"的四段式临床技能考核体系。

（二）南华大学五年制本科全科医学人才培养教学方法改革探索

1. 改革教学方法　根据以学生为主体，激发学生思维和提高学生自主学习能

力的要求，在基础医学、临床医学、预防医学、全科医学模块的课程教学中，从目前大班的教学，改为小班、小组讨论方式教学。充分利用学生的社区和农村医疗背景，探索和采取情景教学、角色扮演、直接应诊、合作学习、案例式教学、示范教学、模拟教学、讨论式教学等方法，进一步提高学生自主学习能力、动手能力以及分析和解决问题的能力。

2. 强化医学实践教学 重点培养学生以症状为导向的诊疗模式、常见病、多发病和传染病的诊断、鉴别诊断、防治原则和转诊指征；常见急症的处理原则和院前急救的基本知识；不片面寻求医技上的高、新、尖。着力培养学生的全科医学诊疗思维，同时使学生不好高骛远，精力集中于能在社区和农村开展的医疗卫生服务技能的学习。实践教学内容包括课程实践、临床见习、临床实习。临床生产实习总共安排 72 周，在三级甲等医院实习 48 周，其中内科、外科各 16 周，妇产科、儿科各 6 周，传染科、老年医学科各 2 周。安排 8 周在二级医院，疾病预防与控制中心、妇幼保健院各 6 周，社区卫生机构、乡镇卫生院各 2 周。对于基本实验技能培养，重点加强校内实验教学平台、校外实践教学基地和实验教学教材三大基本建设。构建新型综合性实验教学平台，形成多个实验中心。融合实验教学内容，形成机能学实验课程、形态学实验课程、临床技能学实践课程等综合性课程，主编出版特色性实验教材。

3. 构建实验实践教学考核体系 完善"实习前强化训练考核—实习期间出科考核—实习末期临床技能多站式综合考核—毕业前综合考核"的临床实践能力考核体系，完善巡回教学与出科考核同步进行的学生技能检查模式，保障实践教学效果。考核体系由如下九部分构成：①形态学实验技术系列考试：细胞生物学、系统解剖学、局部解剖学、组织胚胎学、医学微生物学、寄生虫学、病理学。②分析与检测实验技术系列考试：基础化学、有机化学、医学遗传学、生物化学与分子生物学、医学免疫学、预防医学、流行病学等。③机能实验技术系列考试：生理学、病理生理学、药理学。④临床基本技能系列考试：诊断学、外科手术学、临床技能学。⑤见习教学前模拟考试（进入临床见习前组织多站式"临床基本技能考试"；执业医师资格考试基础知识和预防知识综合考试）。⑥临床见习教学后组织"临床专科基本技能考试"。⑦临床实习教学技能考试（按照实习守则的要求严格进行各出科考试；每个科室要求学生写完整病历，并要求带教老师批改）。⑧临床实习教学后模拟考试（实习结束前组织进行多站式"临床技能考试"；组织执业医师资格考试专业知识部分综合考试）。⑨毕业考试，完全按照执业医师资格考试内容、方式等进行。

二、专业学位硕士研究生培养方式方法改革探索

（一）国务院学位委员会指导的培养方式方法

2015 年 5 月，国务院学位委员会提出《临床医学硕士专业学位研究生指导性

培养方案》，明确了培养原则、课程教学、临床能力训练和考核、科研与教学培训等事项。

1. 培养原则 培养采用理论学习、临床轮转与导师指导相结合的方式，以临床轮转为主。培养过程应按照住院医师规范化培训内容与标准进行，同时重视学位课程学习以及临床研究能力和教学能力的全面培养。

2. 课程教学 可采取集中授课、网络教学、专题讲座等方式相结合。考核可采取笔试、读书报告等多种方式。学位课程可与住院医师规范化培训公共理论和临床专业理论学习相结合，由学位授予单位和培训基地共同开展教学。在临床轮转期间，每月安排不少于两个半天的集中学习，以讲座、教学研讨会、案例分析等方式，学习各相关学科的新进展、新知识。

3. 临床能力训练和考核

（1）临床能力训练以提高临床实践能力为主，应在卫生计生行政部门公布的住院医师规范化培训基地进行。

（2）临床轮转按照《国家卫生计生委办公厅关于印发住院医师规范化培训基地认定标准（试行）和住院医师规范化培训内容与标准（试行）》（国卫办科教发[2014]48号）进行，实际培训时间应不少于33个月，达到各专业培训标准细则的要求。

（3）临床能力考核。主要考核硕士生是否具有较强的临床分析、思维能力和实践操作能力。严格按照住院医师规范化培训的过程考核和结业考核进行，学位授予单位应认定其临床能力考核结果。

4. 科研与教学培训

（1）硕士生应掌握文献检索、资料收集、病例观察、医学统计、循证医学等科学研究方法。能够熟练地搜集和处理资料，在临床实践中发现问题，科学分析和总结，研究解决问题，探索有价值的临床现象和规律。

（2）硕士生应参加教学查房、病例讨论会、专题讲座、小讲课等教学工作；能够参与见习/实习医生和低年资住院医师的临床带教工作。

（二）南华大学临床医学硕士专业学位研究生"5+3"四段式培养模式改革项目设计的教学方式方法

与课程教学目标和培养环节目标相适应，积极采取问题式教学、案例式教学、探究式学习等教学方法，进一步提高临床医学硕士专业学位研究生自主学习能力、动手能力以及分析和解决问题的能力。积极探索以能力为导向的学生评价方法，注重临床思维能力、临床实践能力评价，提高学生创新意识、创新能力和实践能力。注重批判性思维和终身学习能力的培养，关注沟通与协作意识的养成。支持教师将科研或临床新进展、新方法、新技术进教材、进项目，促进教学内容的更新。

三、八年制人才培养教学方法改革探索

　　协和医学院通过调查问卷，了解到教师对与课程改革相匹配的教学方法的选择结果，教师认为在基础医学教育阶段，采取课堂授课应占基础授课总学时的45.2%；自学占 16.7%；以病例为基础的教学占 14.3%；小组讨论占 14%；计算机辅助教学占 8.6%；其他方法占 1.2%。认为在临床医学教育阶段，采用临床实践教学应占 40.9%；课堂讲授占 24%；小组讨论占 10.6%；自学 9.4%；其他案例为基础的教学占 8.6%；计算机辅助教学占 6%；其他占 0.5%。教师倾向于激发学生主动学习的教学方法。在基础医学教育阶段，受调查者分配给激发学生主动学习的教学方法的教学时数百分比是 54.8%。在临床教育阶段，受调查者分配给主动学习的教学方法的教学时数百分比更是高达 76%，82%的被调查者表示在课程中实施主动学习方法（如小组讨论、以案例为基础的教学）没有障碍。

第七章 卓越医学人才培养保障措施

推进卓越医生教育培养计划项目的实施，做好顶层设计和加强保障措施同等重要。在保障系统中，人财物始终是至关重要的因素。课程资源是培养卓越医学人才的基本养料，平台基地是培养卓越医学人才的基础条件，而师资队伍的教学能力则是培养卓越医学人才的根本保证。多年来，国家教育、卫生和财政主管部门推出了关于课程、平台、基地、队伍建设等多项支持措施，持续加强人才培养的条件建设，既是进行卓越医学人才培养的重要基础，更是保证卓越医生教育培养计划有效实施的重要举措。

第一节 课程资源保障

在国家有关政策措施的指导和推动下，高校抓住机遇，积极作为，不断推动课程建设取得新进展新成效，为申报卓越项目创造了条件，也为实施卓越项目提供了保证。

一、精品课程建设

（一）精品课程建设的基本要求

1. **目的意义** 早在 2001 年，教育部印发《关于加强高等学校本科教学工作提高教学质量的若干意见》（教高[2001]4 号），指出：精品课程建设是高等学校教学质量与教学改革工程的重要组成部分，各高等学校要进一步更新教育观念，提高对人才培养质量重要性的认识，紧紧抓住提高人才培养质量这条生命线，确保教学工作的中心地位，以培养满足国家和地方发展需要的高素质人才为目标，以提高学生国际竞争能力为重点，整合各类教学改革成果，加大教学过程中使用信息技术的力度，加强科研与教学的紧密结合，大力提倡和促进学生主动、自主学习，改革阻碍提高人才培养质量的不合理机制与制度，促进高等学校对教学工作的投入，建立各门类、专业的校、省、国家三级精品课程体系。精品课程建设的目的，是要倡导教学方法的改革和现代化教育技术手段的运用，鼓励使用优秀教材，提高实践教学质量，发挥学生的主动性和积极性，培养学生的科学探索精神和创新能力。

2. **总体要求** 精品课程是指具有特色和一流教学水平的优秀课程。精品课程建设要根据人才培养目标，体现现代教育思想，符合科学性、先进性和教育教学的普遍规律，具有鲜明特色，并能恰当运用现代教育技术与方法，教学效果显著，具有示范和辐射推广作用。精品课程建设的核心要求是"五个一流"，即具有一流教师队伍、一流教学内容、一流教学方法、一流教材、一流教学管理。各高校要认真规划、精心组织，尽快启动本校精品课程建设工作，并保证精品课程的可持续发展。在组织规划精品课程建设时，要以基础课和专业基础课的精品课程建设为主，充分考虑学科与专业分布以及对学校教学工作的示范作用，要把精品课程建设与高水平教师队伍建设相结合。

3. 重点工作

（1）制订科学的建设规划。各高等学校要在课程建设全面规划的基础上，根据学校定位与特色合理规划精品课程建设工作，要以精品课程建设带动其他课程建设，通过精品课程建设提高学校整体教学水平。

（2）切实加强教学队伍建设。精品课程要由学术造诣较高、具有丰富授课经验的教授主讲，要通过精品课程建设逐步形成一支结构合理、人员稳定、教学水平高、教学效果好的教师梯队，要按一定比例配备辅导教师和实验教师。鼓励博士研究生参加精品课程建设。

（3）重视教学内容和课程体系改革。要准确定位精品课程在人才培养过程中的地位和作用，正确处理单门课程建设与系列课程改革的关系。精品课程的教学内容要先进，要及时反映本学科领域的最新科技成果，同时，广泛吸收先进的教学经验，积极整合优秀教改成果，体现新时期社会、政治、经济、科技的发展对人才培养提出的新要求。

（4）注重使用先进的教学方法和手段。要合理运用现代信息技术等手段，改革传统的教学思想观念、教学方法、教学手段和教学管理。精品课程要使用网络进行教学与管理，相关的教学大纲、教案、习题、实验指导、参考文献目录等要上网并免费开放，鼓励将网络课件、授课录像等上网开放，实现优质教学资源共享，带动其他课程的建设。

（5）重视教材建设。精品课程教材应是系列化的优秀教材。精品课程主讲教师可以自行编写、制作相关教材，也可以选用国家级优秀教材和国外高水平原版教材。鼓励建设一体化设计、多种媒体有机结合的立体化教材。

（6）理论教学与实践教学并重。要高度重视实验、实习等实践性教学环节，通过实践培养和提高学生的创新能力。精品课程主讲教师要亲自主持和设计实践教学，要大力改革实验教学的形式和内容，鼓励开设综合性、创新性实验和研究型课程，鼓励本科生参与科研活动。

（7）建立切实有效的激励和评价机制。各高等学校要采取切实措施，要求教授上讲台和承担精品课程建设，鼓励教师、教学管理人员和学生积极参加精品课程建设。各高等学校应对国家精品课程参与人员给予相应的奖励，鼓励高水平教师积极投身学校的教学工作。高等学校要通过精品课程建设，建立健全精品课程评价体系，建立学生评教制度，促使精品课程建设不断发展。

4. 评审导向 精品课程的评审要体现教育教学改革的方向，引导教师进行教育教学方法创新，确保学生受益和教学质量的提高，并重视以下几个问题：①在教学内容方面，要处理好经典与现代、理论与实践的关系，重视在实践教学中培养学生的实践能力和创新能力。②在教学条件方面，重视优质教学资源的建设和完善，加强课程网站的辅助教学功能。③在教学方法与手段方面，灵活运用多种教学方法，调动学生学习积极性，促进学生学习能力发展；协调传统教学手段和现代教育技术的应用，并做好与课程的整合。④在教学队伍的建设上，注重课程负责人在教学工作的引领和示范作用，促进教学团队结构的完善和水平的提高。

（二）精品开放课程建设基本要求

2011年，教育部印发《关于国家精品开放课程建设的实施意见》（教高[2011]8号），文件对政策与经费支持、技术与系统保障、监督与管理、推广与应用、知识产权保护做出了规定，并明确了组织管理要求。国家精品开放课程包括精品视频公开课与精品资源共享课，是以普及共享优质课程资源为目的、体现现代教育思想和教育教学规律、展示教师先进教学理念和方法、服务学习者自主学习、通过网络传播的开放课程。

1. 精品视频公开课 精品视频公开课是以高校学生为服务主体，同时面向社会公众免费开放的科学、文化素质教育网络视频课程与学术讲座。精品视频公开课着力推动高等教育开放，弘扬社会主义核心价值体系，弘扬主流文化、宣传科学理论，广泛传播人类文明优秀成果和现代科学技术前沿知识，提升高校学生及社会大众的科学文化素养，服务社会主义先进文化建设，增强我国文化软实力和中华文化国际影响力。

精品视频公开课建设以高等学校为主体，以名师名课为基础，以选题、内容、效果及社会认可度为课程遴选依据，通过教师的学术水平、教学个性和人格魅力，着力体现课程的思想性、科学性、生动性和新颖性。

精品视频公开课以政府主导、高等学校自主建设、专家和师生评价遴选、社会力量参与推广为建设模式，整体规划、择优遴选、分批建设、同步上网。

（1）整体规划、择优遴选。教育部对精品视频公开课进行整体规划，制订建设标准。高等学校结合本校特色自主建设，严格审查，并组织师生对课程进行评价，择优申报。教育部组织有关专家对申报课程进行遴选。

（2）分批建设、同步上网。教育部对遴选出的课程，采用"建设一批、推出一批"的方式，在共享系统上和确定的公共门户网站上同步推出。

2. 精品资源共享课 精品资源共享课是以高校教师和学生为服务主体，同时面向社会学习者的基础课和专业课等各类网络共享课程。精品资源共享课旨在推动高等学校优质课程教学资源共建共享，着力促进教育教学观念转变、教学内容更新和教学方法改革，提高人才培养质量，服务学习型社会建设。

精品资源共享课建设以课程资源系统、完整为基本要求，以基本覆盖各专业的核心课程为目标，通过共享系统向高校师生和社会学习者提供优质教育资源服务，促进现代信息技术在教学中的应用，实现优质课程教学资源共享。

精品资源共享课以政府主导，高等学校自主建设，专家、高校师生和社会力量参与评价遴选为建设模式，创新机制，以原国家精品课程为基础，优化结构、转型升级、多级联动、共建共享。

（1）优化结构，转型升级。教育部组织专家根据教学改革和人才培养需要，统筹设计、优化课程布局。高等学校按照精品资源共享课建设要求，对原国家精品课程优选后转型升级，并适当补充新课程，实现由服务教师向服务师生和社会学习者的转变，由网络有限开放到充分开放的转变。

（2）多级联动，共建共享。鼓励省（区、市）、校按照精品资源共享课的建设定位，加强省、校级精品资源共享课建设，通过逐级遴选，形成国家、省、校多级，本科、高职和网络教育多层次、多类型的优质课程教学资源共建共享体系，探索引入市场机制，保障课程共享和持续发展。

二、南华大学《临床技能学》精品课程建设实践

（一）课程概况

南华大学《临床技能学》在实验教学改革中应运而生，其建设与发展经历了两个重要阶段。

第一阶段：2001～2004年，整合建设阶段。2001年以前，临床技能培养主要由《诊断学》和《外科手术学》两门课程完成，以理论灌输为主，实验室按照二级学科设置，设备落后，教学手段单一，临床技能训练缺乏完整性与系统性。2001年，经过充分论证和准备，学校对原有的临床技能实践教学课程进行了优化整合，删减传统验证性实验，增加跨学科综合实验，构建覆盖内、外、妇、儿、耳鼻喉、护理等多种临床技能的全新《临床技能学》课程。同时成立南华大学临床技能教学中心，构建新型实践教学平台。中心不再隶属教研室，而直属医学院管理，实行主任负责制，人、财、物独立。2002年，中心编写了《临床技能学》特色教材，2003年由国防科技大学出版社出版，并获得南华大学首届优秀教材奖。《适应医学教育需要，创建一流实验中心》获湖南省优秀教学成果奖三等奖。

第二阶段：2005年至今，发展提升阶段。经过全面建设，2005年临床技能实验中心被列入中央与地方共建高校实验室，先后获得国家财政部、湖南省财政厅350万元的专项建设资金，学校确保了专项配套建设资金，从而推动本课程进入发展提升阶段。增添了一批先进教学仪器设备，增强了教学手段，改善了教学环境，提高了教学水平，使技能教学从单一纵向转变为多学科全方位，从授课为主转变为理论应用和技能培养相结合，建立了"一贯制、多模块、分层次"的临床

技能教学体系。2007 年以来，围绕该体系，进一步深化了课程建设，加强人文素质教育，建成了临床技能教学网，编写了多本课程相关教材。

本课程在发展提升阶段不断取得新的建设成效。2006 年，《临床技能学》被评为校级优秀课程；同年，《加强实验室建设、提高投资效益、培养创新人才》获湖南省优秀教学成果奖二等奖。2008 年，中心主编的《临床技能实训教程》教材，由人民卫生出版社出版发行；《临床技能学》被评为湖南省精品课程、同时确定为国家第一类特色专业核心课程、湖南省重点专业核心课程；临床技能教学中心被评为中央与地方共建特色优势学科实验室、湖南省实践教学示范中心；《地方大学医学临床教学质量保障与监控体系的研究与实践》获湖南省优秀教学成果奖二等奖。2009 年，《临床技能学》第二版被评为湖南省普通高等学校优秀教材。

经过多年的改革与建设，南华大学《临床技能学》已基本成为一门教育理念先进、实验设施完善、实验装备精良、教学体系科学、实验教材系统、队伍结构合理、管理水平较高、改革特色鲜明的医学实践课程。2009 年，该课程成为国内第二门以"临床技能"命名的国家精品课程。在此基础上，利用现代网络教育技术推动课程转型升级，进一步完善制作了临床技能教学的 137 个授课和示教视频录像、145 个演示文稿、63 个教学课件、121 个习题作业、95 个媒体素材等一批优质教学资源，全部上网，开放共享。2013 年，该课程成为国内第一批临床技能类国家精品资源共享课，为更多学生受益提供了条件，同时也促进了临床技能学省级教学团队、临床技能省级实践教学示范中心的形成。

（二）教学改革解决的主要问题

1. 以临床能力培养为主线，重构了课程体系

（1）打破学科壁垒，有机融合临床各种基本技能的理论与实践，重新设计了课程内容，保证了临床技能培养五年不断线，使学生所学知识和技能融会贯通，更加贴近临床，贴近应用。

（2）从临床技能教学的整体性及系统性出发，按照"一贯制、多模块、分层次"的基本要求，设置了临床技能人文教学模块、临床基本技能教学模块、临床专科技能教学模块、技能多站式考核模块以及临床技能隐形教学模块；各模块中设置基础性、综合性和拓展性三层次实验。教学实践证明，"模块加层次"的实验项目体系对学生综合能力、实践能力和创新能力的协调性培养发挥了重要作用。

（3）实施医学人文技能教育全程渗透、分块侧重、集中强化的教学举措。增设临床医师职业素质和修养、医患沟通技巧、医疗纠纷防范以及医学人道主义等课程内容；在教学中坚持渗透教育，注重挖掘授课内容的人文素材；充分发挥了临床技能隐形教学如社区医疗服务、"三下乡"社会实践的人文技能培养作用。这些措施为医学生职业价值、态度、行为和伦理的培养增强了实效。

2. 以促进自主学习为导向，建设了立体化教材
本课程开展了集文字教材、

多媒体课件、网上资源及网络环境于一体的临床技能学立体化教材建设，对于促进学生研究性学习和自主学习发挥了预期效果。出版了6种系列文字教材；制作了9种多媒体课件；建立了临床技能教学网，网上资源不断充实，网络环境不断改善，充分发挥了辅教辅学作用。

3. 以保障临床实践为重点，创建了优质教学平台

（1）建立了以计算机仿真和数据库为核心的心肺腹听触诊多媒体仿真模拟教学系统以及显微互动、人机互动实践教学系统；建立了"模拟ICU"、"模拟手术室"，研制了手术远程同步转播示教系统，录制了多套与课程配套的电子视频，使临床技能教学较好地贴近了临床真实环境，并更好地符合伦理要求。

（2）自主开发了国内首套突发事件现场模拟演练系统，构建了突发公共卫生事件、突发环境自然灾害事件的现场模拟演练教学内容体系，将"实战"演练纳入课程教学体系，根据课程教学内容组织实施演练，有效增加了学生的现场处置能力，提高了学生的应急素质和"实战"能力。

（3）建设了一批优秀的校内外实践教学基地，临床技能教学中心被评为中央与地方共建特色优势学科实验室、湖南省实践教学示范中心；南华大学附属第一医院、南华大学附属第二医院和附属南华医院被评为湖南省优秀实习教学基地，这些教学中心和基地为学生临床技能培养提供了重要保障。

（三）课程定位与体系

1. 课程定位　医学教育的目标是培养高素质医学人才，而临床技能实践教学又是医学教育的重要组成部分，是临床医生培养过程中最重要的教学环节。因此，将临床技能实践教学摆到与理论教学同等重要的地位，使理论教学与实践教学统筹协调。通过本课程的学习，使学生尽快进入临床角色，树立全面的临床观念，并具备高尚的职业道德、扎实的临床基本技能、初步的临床思维能力和良好的创新学习能力，为毕业后能顺利通过国家执业医师实践技能考试，并适应国家住院医师培训和临床工作的需要，成为一名高素质的临床医师奠定坚实的基础。

2. 课程体系　一贯制，多模块，分层次。

（1）一贯制：技能培养五年一贯，五年不断线；人文培养五年一贯，五年不断线。

（2）多模块：课程设置五个模块。①临床技能人文教学模块：讲授医学简史、医学人道主义、医务人员的职业道德和职业态度、医患沟通技巧、医疗纠纷防范以及临床思维的辩证法和循证医学方法，使学生掌握敬业精神和伦理行为等核心内容，对医务人员的基本道德规范、伦理原则和法律责任等有一般认识。②临床基本技能教学模块：包含体格检查、器械检查、实验室检查、手术学基本操作、临床常用诊疗技术五个子模块，子模块中设置相应的实验项目。③临床专科技能教学模块：包含ICU急救技能、妇产科技能、儿科技能、耳鼻喉技能、护理技能五个子模块，子模块中设置相应的实验项目。另外此模块还设置显微外科基本技术、腹腔镜基本技术 2 个选修的拓展性实验项目。④多站式临床技能考核模块：模拟执业医生实践技能考试的技能考核。⑤临床技能隐形教学模块：包含社区医疗服务、"三下乡"社会实践、技能竞赛、临床技能兴趣小组活动，均为选修的拓展性实验项目。

（3）分层次：各教学模块实验项目分为基础性实验、综合性实验、拓展性实验三层次。①基础性实验：主要反映基本知识和基本理论，训练基本技能的经典实验和操作。教学内容具有基础性、入门性、规范性特点，教师示范、学生做规范化操作训练，以培养医学生严谨求实的科学态度及规范合理的操作习惯。②综合性实验：以器官、系统或疾病为中心，融多个知识点、多种技能操作运用于一体的"综合性"实验。由教师示教、引导，学生自主完成，以提高学生对复杂问题的分析和处理能力。③拓展性实验：以临床技能兴趣小组为教学单位，在已有知识和技能基础上，以个人兴趣和科研目标为导向，学习并运用新兴临床技术开展自行设计实验及科研训练。以学生自学、自设计为主，教师进行指导、引导和评价，以训练学生的科学思维，培养创新能力。

三、研究生课程建设要求与实践

（一）研究生课程建设的基本要求

2014 年，教育部印发《关于改进和加强研究生课程建设的意见》（教研[2014]5号）（以下简称《意见》），从重要意义和总体要求、课程建设责任、课程体系、课程审查机制、研究生选课管理、改进研究生课程教学、完善课程考核制度、提高教师教学能力和水平、加强课程教学管理与监督、强化政策和条件保障等 10 个方面提出了指导意见。

1. 对于"构建符合培养需要的课程体系"的要求

（1）把培养目标和学位要求作为课程体系设计的根本依据。完整贯彻本学科研究生培养目标和学位要求，重视课程体系的系统设计和整体优化。坚持以能力培养为核心、以创新能力培养为重点，拓宽知识基础，培育人文素养，加强不同培养阶段课程体系的整合、衔接，避免单纯因人设课。科学设计课程分类，根据需要按一级学科设置课程和设置跨学科课程，增加研究方法类、研讨类和实践类等课程。

（2）提供丰富、优质的课程资源。加大课程开发投入力度，跨院（系）统筹课程资源，建立开放性、竞争性课程设置申请机制。增加开设短而精的课程和模块化课程。探索将在线开放等形式的课程纳入课程体系的机制办法。鼓励培养单位与企事业单位合作开设实践性课程。

2. 对于"改进研究生课程教学"的要求

（1）促进学生、教师之间的良性互动。尊重研究生的主体地位，鼓励研究生参与教学设计、教学改革和教学评价。注意营造良好的学术民主氛围，促进课程学习中的教学互动。重视激发研究生的学习兴趣，发掘提升研究生的自主学习能力，要求和指导研究生积极开展自主学习。

（2）优化课程内容，注重前沿引领和方法传授。根据学科发展、人才需求变化和课程实际教学效果，及时调整和凝练课程内容，加大课程的教学训练强度。重视通过对经典理论构建、关键问题突破和前沿研究进展的案例式教学等方式，强化研究生对创新过程的理解。加强方法论学习和训练，着力培养研究生的知识获取能力、学术鉴别能力、独立研究能力和解决实际问题能力。结合课程教学加强学术规范和学术诚信教育。

（3）加强对研究生课程学习的支持服务。构建研究生课程学习支持体系，为研究生提供个别化的学习咨询和有针对性的课程学习指导，开展各类研究生课程学习交流活动。加强教学服务平台和数字化课程中心等信息系统建设，对研究生课程学习提供信息和技术支持。

3. 对于"完善课程考核制度"的要求

（1）创新考核方式，严格课程考核。根据课程内容、教学要求、教学方式等的特点确定考核方式，注重考核形式的多样化、有效性和可操作性，加强对研究生基础知识、创新性思维和发现问题、解决问题能力的考查。重视教学过程考核，加强考核过程与教学过程的紧密结合，通过考核促进研究生积极学习和教师课程教学的改进提高。

（2）探索建立课程学习综合考核制度。根据学校、学科、博士和硕士层次的实际情况，结合研究生中期考核或设立单独考核环节，对研究生经过课程学习后知识结构、能力素质等是否达到规定要求进行综合考核。对于综合考核发现问题的，指导教师和培养指导委员会要对其进行专门指导和咨询，针对存在的问题进行课程补修或重修，确有必要的应对培养计划做出调整，不适宜继续攻读的应予分流或淘汰。

4. 对于"提高教师教学能力和水平"的要求

（1）加大对教师参与课程建设和教学改革的激励与支持。深化教师薪酬制度改革，提高课程建设和教学工作在教师薪酬结构中，特别是绩效工资分配中的比重。将承担研究生课程建设和教学工作的成果、工作量以及质量评价结果列入相关系列教师考评和专业技术职务评聘要求。加大对教师承担研究生课程建设和教学改革项目的资助力度。对在课程建设和教学改革工作中做出突出成绩的教师予以表彰。

（2）加强师德与师能建设，提升课程教学能力。完善制度体系，强化政策措施，引导和要求教师潜心研究教学、认真教书育人。明确研究生课程任课教师资格要求，加强对教师的教学指导与服务。支持教师合作开发、开设课程，鼓励国际和跨学科合作。实施新、老教师结对制度，充分发挥教学经验丰富教师的传、帮、带作用。建设教学交流和教学技能培训平台，有计划地开展经验交流与培训活动。

（二）南华大学研究生课程建设试点项目进展

1. 项目试点范围 在 8 个一级学位点开展试点建设改革，包括矿业工程、核科学与技术、安全科学与工程、基础医学、机械工程、工商管理、临床医学、药学，涉及 7 个学院及 24 个临床医学专业培养单位。

2. 建设思路措施 学校明确改进和加强研究生课程建设的思路和措施，做到思路清晰，职责明确，保障有力。

（1）思路上"三个纳入"：把研究生课程建设纳入一流学科建设的重要任务，纳入全面深化改革的重要任务，纳入卓越计划实施的重要任务，在学校年度工作要点中列有研究生课程建设任务，在学科建设、深化改革、卓越计划的实施方案中明确了研究生课程建设要求，在对部门年度工作绩效检查考评中构建了研究生课程建设指标。

（2）体制上"三级负责"：学校成立研究生课程建设领导小组，研究生处为职能部门，负责顶层设计、整体部署。2014 年 12 月，制订了《南华大学实施研究生课程建设试点工作方案》，明确了课程建设原则、建设目标、课程体系要求、课程建设措施以及进度安排和预期效果。学校层面负责项目的总体规划、设计、论证、立项、建设、验收、制度建设、经费保障；学院层面根据学校的总体规划，负责制订各学院课程建设改革工作总体方案，制订年度工作计划，组织项目进行中期检查，撰写年度总结报告，提交阶段性成果；学位点负责各学院的课程建设改革工作方案的具体实施，提交本学科的改革措施、改革内容、整改措施落实情况、经费使用情况等内容的年度报告。

（3）经费上"三项支持"：学校单列校级研究生课程建设教研教改项目，单列校级研究生精品课程建设项目，单列研究生特色资源建设项目。两年共支持研究生课程建设方面的教研教改课题 85 项，精品建设课程 9 门，教材建设 5 门，配套安排专项经费。

（4）政策上"三条激励"：将教师开展研究生课程建设的绩效列为职称评定指标，列为津贴评定指标，列为校长奖励基金奖励项目，对教师开展研究生课程建设发挥引导和激励作用。两年共奖励研究生课程建设方面的校长奖励基金项目 9 项。

3. 全面推进建设 根据《意见》精神，结合学校实际，抓住重点难点，积极全面推进课程建设，做到符合《意见》要求，体现一定特色。

（1）调整课程体系，符合培养需要。坚持以培养目标和学位要求作为课程体系设计的根本依据，重视课程体系的系统设计和整体优化。坚持以能力培养为核心、以创新能力培养为重点，拓宽知识基础，培育人文素养，加强不同培养阶段课程体系的整合、衔接。在培养方案中，明确了课程结构要求，由公共学位课、专业基础课、专业课等学位课程和公共必修课（非学位课程）、专业选修课等组成课程体系。区分学术型博士、学术型硕士、全日制专业学位、非全日制专业学位等层次和类型，安排学分，学术型博士课程为 18 学分，硕士层次两个类型的课程学分在 32 分左右。要求各学科增设一门全英文课程，部分课程实现中英文双语教学。

公共学位课包括思想政治理论课与外国语；公共必修课基于一级学科设置；公共选修课确定为理工类公共课程、医学类公共课程以及人文素养类课程；专业学位课确定为本专业系统专门知识、专门方法的核心课程；专业必修课确定为拓宽专业基础理论、扩大知识面及相应能力培养而设置的课程；专业选修课要求突显学科交叉融合。

2015 年底，共开设研究生课程 1083 门，其中公共学位课、公共必修课和公共选修课程 21 门，专业学位课、专业必修课和专业选修课 1063 门。近两年，新审批开设的课程 71 门，经评审暂停开设的课程 87 门。在开设课程中，研究方法类课程 33 门，研讨类课程 25 门，实践类课程 19 门。试点学科中，开设全英文课程 18 门，中英文双语教学课程 25 门。

各学科课程设置基本上分为五个模块：①学位平台课程模块，包括公共学位课程、专业基础课程和专业课程；②前沿进展课程模块，主要进行学科前沿进展介绍；③研究方法课程模块，主要是科研设计、研究方法和数据处理介绍；④实践课程模块，主要进行实践能力培养；⑤学术活动模块，要求研究生每年参加 10 次以上的名师讲坛、企业家论坛、学术讲座等学术活动。增设了核医文化、核安全、核安全文化、医学与人文、医学与伦理、理工类公共课、医学类公共课等一系列跨学科、跨学院的选修课程。

（2）优化课程内容，改进课程教学。按照注重前沿引领和方法传授的基本要求，抓住重点，调整优化课程内容：及时调整和凝练课程内容，更好适应学科发展、人才需求变化，提高课程实际教学效果；用好案例式教学等方式，充分讲授经典理论构建、关键问题突破和前沿研究进展的创新过程；加强方法论学习和训练，着力培养研究生的知识获取能力、学术鉴别能力、独立研究能力和解决实际问题能力；结合课程教学加强学术规范和学术诚信教育。

按照促进师生良性互动、加强课程学习支持服务的基本要求，着力提升研究生课程学习效果。吸收研究生参与教学设计、教学改革和教学评价；坚持学术民主，促进课程学习中的教学互动；明确要求和加强指导，激发研究生自主学习兴趣；积极为研究生提供个别化学习咨询、针对性学习指导和信息化技术支持。

试点学科中研究生课程内容，紧密结合本学科的特点，通过开设新课程、更新已有课程内容，基本上突出了一级学科基础课程的基础性与公共性，突出了专业课程的前沿性与创新性，突出了选修课程的交叉性与融合性。

试点学科中研究生课程教学，积极探索应用适宜的教学方式，加强互动和指导，注重兴趣激发和能力培养，形成了更具实效的特色教学案例。注重引入互联网+教学，建设了课程网站、微博、博客、微信，对全校研究生选修课程进行资源整合，在研究生信息管理平台上建立一体化课程库，实现教学资源共享，实现网上讨论和答疑，拓宽课程教学空间，为学生自主学习、提高学习效率效果提供信息和技术支持。

（3）引导激励教师，提升教学能力。引导教师正确认识课程教学的重要作用。教师充分认识到课程学习是我国学位和研究生教育制度的重要特征，是保障研究生培养质量的必备环节，在研究生成长成才中具有全面、综合和基础性作用。

引导教师正确把握课程教学的根本要求。教师自觉在课程建设和课程教学中，坚持立德树人，以研究生成长成才为中心，以打好知识基础、加强能力培养、有利长远发展为目标，尊重和激发研究生兴趣，注重培育独立思考能力和批判性思维，全面提升创新能力和发展能力。

强化任课教师资格要求。在现有任课教师考核和新开课程教师审查中，突出师德要求，实行"师德一票否决"，强调科研水平与持续科研要求和（或）实践经历与实践经验要求，为课程开设、课程内容更新、课程形式拓宽、教学效果提升奠定重要基础。

着力提高教师教学水平。坚持集体备课制度，不断完善"钻研教材—写出教案—集体研究—修改使用—课后反思"的集体备课流程和各环节要求，提高备课质量。要求和支持研究生课程任课教师积极申报各级各类科研课题，近两年，任课教师获批国家级科研项目 103 项，省部级科研项目 287 项；获批国家级、省级教育科学规划课题和教研教改课题 56 项，为加强研究生的重要能力培养创造了条件。发挥教学经验丰富教师的传、帮、带作用，广开渠道有计划安排教师外出学习培训，并组织开展教学交流和教学技能培训，重点加强对青年教师的教学能力培养。近两年，任课教师出国进修学习 81 人，国内进修学习 110 人，参加国家级和省级教学类比赛获奖 148 人次。

（4）覆盖建设环节，健全管理制度。建立课程申请与审查制度。完善新开设课程申报、审批机制，明确课程设置标准，坚持按需、按标准审查课程。对于申请新开设课程，从课程的目标定位、适用对象、课程内容、教学设计、考核方式、师资力量、预期教学效果等方面进行全面审查。对初步审查通过的新开设课程，加强对课程开发的指导监督，通过试讲等确认达到预期标准的批准正式开设。对已设置课程的开设情况和教学效果进行定期审查，保证课程符合培养需要、保持较高质量。除学校指导委员会、研究生院和内外部专家外，注意吸收毕业研究生和用人单位参与课程审查。对于不适应培养需要的课程及时进行调整，对于质量未达到要求的课程提出改进要求。对于无改进可能或改进后仍不能达到要求的，及时调整任课教师另行开设或停止开设。

健全课程教学组织管理制度。按照规定程序严格教学组织与管理，要求已确定开设的研究生课程，必须按计划组织完成教学工作，不得随意替换任课教师、变更教学和考核安排、减少学时和教学内容。研究生课程开课前，教师按照课程设置要求、针对选课学生特点认真进行教学准备，制订课程教学大纲。要求课程教学大纲对课程各教学单元的教学目标、教学内容、教学方法及考核形式做翔实安排，对学生课前准备提出要求和指导。要求课程教学大纲在开课前向学生公布并提交研究生处备案，作为开展教学和教学评价的重要依据。学校建立以教学督导为主、研究生评教为辅的研究生课程教学评价监督机制，对研究生教学活动全过程和教学效果进行监督，及时向教师和相关部门反馈评价结果，提出改进措施，并督促和追踪整改工作，推广优秀教学典型经验。

完善研究生选课制度。导师组和培养指导委员会对研究生制订课程学习计划进行指导和审查，并管理和监督计划严格执行。支持研究生根据培养需要在论文工作阶段修习部分课程。

强化课程考核制度。建立完善研究生跨学科、跨院（系）和跨校选课的制度机制，增加课程选择和修习方式的灵活性，支持研究生按需、择优选课。完善多元化考核方式制度，根据课程内容、教学要求、教学方式等的特点改革考核方式，注重考核形式的多样化、有效性和可操作性，加强对研究生基础知识、创新性思维和发现问题、解决问题能力的考查。

建立学分互认制度。建立学术型研究生与其他知名高校或科研院所互访、学分互认机制，核科学与技术学科与中国原子能研究院等多所科研院所建立了良好的合作关系，临床医学研究生与南方医科大学、北京大学协和医学院等达成了学分互认协议。

4. 典型经验

（1）"多措并举、强劲发力"的创新创业教育格局（略）。

（2）"三层次协同、多主体联动"的研究生课程质量监控评价保障体系。课程教学三级监控体系；课程考核三级评价体系；课程质量三级保障体系。

（3）彰显办学优势、注重内容优化的特色教学案例。

案例之一：基础医学学科提升学术鉴别能力的基础性平台式教学改革与实践。（其他特色案例，略）

学术鉴别能力主要体现在对本学科研究前沿和发展趋势能否准确把握、研究核心和关键问题能否深入认识和已有研究过程的局限性能否准确甄别。基础医学学科通过基础性平台式教学改革与实践，着力培养研究生的学术鉴别能力。

以文献研讨式教学为基础，奠基学术鉴别能力。基础医学各二级学科长期坚持开展每周一次的文献研讨式教学，由导师或研究生选择相关文献，然后由研究生轮流做文献报告，全体研究生和导师参加，进行集体讨论和点评。通过这种教学方式，促进研究生充分了解各自研究领域最新的研究进展和研究成果；锻炼研究生的学术演讲能力、发现和提出问题能力、学术交流能力；通过提问、讨论和点评，全面了解科研过程，培养科研思维能力；帮助研究生理解杰出研究工作必须有规范的科研资料的整理和图表的制作等基本要求，培养科研写作能力；在不断提问、分析、点评的过程中，老师和学生分析出文章的优点、不足和可改进的地方，培养批判性思维能力。

以名教授接触式教学为平台，提升学术鉴别能力。借助主办国际和国内学术会议（中-加动脉粥样硬化及心血管疾病国际学术研讨会、全国暨亚洲支原体学术会议，全国动脉硬化性疾病学术会议）、暑期学校平台和其他各种学术平台，定期或不定期邀请国内外知名专家教授进行讲学，有目的、针对性地开设由一系列学术讲座组成的基础医学前沿进展精品课程，让研究生直接聆听著名教授的最新研究成果。在聆听互动过程中，研究生分享到著名教授的最新研究成果，同时深刻体会到著名教授准确确立研究方向、始终坚持研究方向、不断深入课题研究的历程，领悟著名教授学术鉴别的智慧与能力、学术坚守的意志与定力。

第二节　平台基地保障

教学平台基地是实施卓越计划的必需场所，其数量、分布、结构、档次等都对人才培养方案的执行、对人才培养质量的保证具有极其重要的作用。

一、平台基地建设要求

（一）三类医院基本要求

临床教学基地，是指为实现临床医学人才培养目标，依据一定标准和程序遴选建设，用以完成临床理论教学和见习实习任务的医疗卫生机构。1992年，原国家教育委员会、原卫生部、国家中医药管理局共同制定了《普通高等医学院校临床教学基地管理暂行规定》（教高[1992]8号）。这一规定在总则中明确指出：临床教学基地分为附属医院、教学医院和实习医院三种类型。依据管理体制，附属医院分为直属型附属医院和协作型附属医院，后者也称为非直属附属医院。为适应全科医学人才的培养需要，临床教学基地类型又有所扩展，即在城市社区和农村基层医院遴选建设见习和实习教学基地。文件对附属医院、教学医院和实习医院应具备的基本条件做出了具体的规定。

（二）中央与地方共建实验室项目要求

1. 专项资金基础实验室项目　2004年，财政部印发《关于编制2004～2006年中央与地方共建高校专项资金基础实验室项目规划的通知》（财政部[2004]2号），指出，通过编制专项资金基础实验室项目规划，能够进一步增强地方高等学校发展的计划性、时效性和连续性，促进高校树立长远发展的观念，经过若干年的努力，使地方高校较快地提高教育、科研水平，推进全国及区域内高校协调、可持续发展，基本形成适应全国及区域经济建设和社会发展需要、结构布局合理、水平较高、各具特色的学科体系和示范带头学校。文件对编制规划的范围、时间、原则、内容、审批程序、规划实施、项目绩效考评、具体要求等事项做出了规定，提出了统筹规划、目标明确，突出重点、分步实施，资源共享、讲求效益3条原则。

2. 特色优势学科实验室项目　2007年，财政部印发《关于编制2007～2010年中央与地方共建高校特色优势学科实验室项目规划的通知》（财教[2007]78号），指出，引导高等学校走内涵式发展道路，将高等教育发展的重点放在提高质量和优化结构方面，推动高等教育持续健康协调发展，中央财政在实施共建高校基础设施维修改造和基础实验室建设项目的基础上，决定实施该规划。经过几年努力，力争使共建高校立足于首先为区域经济和社会发展服务的基点，注重学生创新精神和实践能力培养，办出水平，办出特色，增强为行业、区域经济和社会发展的服务能力，建成一批布局合理、结构优化、水平较高的特色优势学科实验室。文件对指导原则、范围和时间、内容及要求、审批程序、实施与考核、组织与管理等事项做出了规定。提出了目标明确、突出重点，合理定位、突出特色，统筹规划、分步实施，资源共享、提高效益4条指导原则。

（三）国家级实验教学示范中心建设要求

2005年，教育部启动了国家级实验教学示范中心建设和评审工作。其目标是在高等学校实验教学中心建设的基础上，通过评审建立一批国家级实验教学示范中心，促进高等学校和教师树立以学生为本、知识传授、能力培养、素质提高协调发展的教育理念和以能力培养为核心的实验教学观念，建立有利于培养学生实践能力和创新能力的实验教学体系，建设满足现代实验教学需要的高素质实验教学队伍，建设仪器设备先进、资源共享、开放服务的实验教学环境，建立现代化的高效运行的管理机制，全面提高实验教学水平，为高等学校实验教学提供示范经验，带动全国高等学校实验室的建设和发展。经过2005～2007年3年的评审工作，到2007年底，共建设评审了16个学科门类219个国家级实验教学示范中心，并带动全国建设了一大批省级实验教学示范中心，覆盖了31个省、自治区、直辖市的600多所高等学校，初步形成了国家和省、市级实验教学示范中心两层次分布的局面，极大地提高了高校实验教学工作水平和实验室建设水平，也必将在培养创新人才方面发挥重要作用。

（四）大学生校外实践教育基地建设要求

2012年，教育部印发《关于开展"本科教学工程"大学生校外实践教育基地建设工作的通知》（教高函[2012]7号），明确了建设目标、建设任务、建设项目和立项安排等事项。

1. 建设目标 通过建设实践基地，承担高校学生的校外实践教育任务，促进高校和行业、企事业单位、科研院所、政法机关联合培养人才新机制的建立。推动高校转变教育思想观念，改革人才培养模式，加强实践教学环节，提升高校学生的创新精神、实践能力、社会责任感和就业能力。

2. 建设任务 包括：健全组织管理体系；改革校外实践教育模式；建设专兼结合指导教师队伍；建立开放共享机制；保护高校学生的合法权益。

（五）虚拟仿真实验教学中心建设要求

2013 年，教育部印发《关于开展国家级虚拟仿真实验教学中心建设工作的通知》（教高司函[2013]94 号），明确了指导思想、建设任务和内容。

1. 指导思想 虚拟仿真实验教学是高等教育信息化建设和实验教学示范中心建设的重要内容，是学科专业与信息技术深度融合的产物。虚拟仿真实验教学中心建设工作坚持"科学规划、共享资源、突出重点、提高效益、持续发展"的指导思想，以全面提高高校学生创新精神和实践能力为宗旨，以共享优质实验教学资源为核心，以建设信息化实验教学资源为重点，分年度建设一批具有示范、引领作用的虚拟仿真实验教学中心，持续推进实验教学信息化建设，推动高等学校实验教学改革与创新。

2. 建设任务 虚拟仿真实验教学依托虚拟仿真、多媒体、人机交互、数据库和网络通讯等技术，构建高度仿真的虚拟实验环境和实验对象，学生在虚拟环境中开展实验，达到教学大纲所要求的教学效果。虚拟仿真实验教学中心建设任务是实现真实实验不具备或难以完成的教学功能，在涉及高危或极端的环境、不可及或不可逆的操作，高成本、高消耗、大型或综合训练等情况时，提供可靠、安全和经济的实验项目。虚拟仿真实验教学中心建设应充分体现虚实结合、相互补充、能实不虚的原则。

3. 建设内容 包括：虚拟仿真实验教学资源；虚拟仿真实验教学的管理和共享平台；虚拟仿真实验教学和管理队伍；虚拟仿真实验教学中心的管理体系。

二、南华大学平台基地建设实践

（一）加强临床教学基地建设的重点举措

1. 依据政策标准，遴选临床教学基地 确定临床教学基地规模的参照标准：医学生总数与附属医院开放床位数达到 1：1，进入实习教学的学生数与三类医院的开放床位数达到 1：9 左右。依据这一标准，总体把握三类医院的遴选数量。在质量要求上，主要观察两个方面：一是师资队伍的整体结构和水平；二是可用于教学的场所设施条件。根据双方意愿，通过比较严格的调研考察加以确定。

2. 明确基本要求，建设临床教学基地 学校制订了《南华大学临床教学基地建设基本要求》。该要求从性质功能、医疗资源、教学设施、教学管理、师资队伍、经费投入 6 个方面提出了 26 项标准和要求，成为临床教学基地建设的操作依据。

（二）加强临床教学基地管理的重点举措

1. 完善和优化组织管理体系 近年来，学校先后调整成立实践教学管理中心和医学部。附属医院和教学医院实行院长领导、主管教学副院长直接负责、医教科协调控制、相关教研室具体执行的临床教学工作管理体系。直属附属医院实行附属医院与临床学院合一的管理体制。

2. 建立健全临床教学管理机制 建立交流协同机制；建立激励导向机制；建立师资发展促进机制。

3. 加强临床教学师资培训 有计划地开设培训班，由学校和直属型附属医院的资深专家担任主讲教师，集中到学校或者在医院本地进行培训。利用教学检查和督导活动，学校检查组和督导团专家到医院为中青年教师开展示范性讲课和示范性查房，或组织听课进行讲评，指导教师完善教案和讲稿。

4. 规范和强化教学管理 规范完善培养方案、教学大纲、考试大纲、实习计划和实习大纲等教学基本文件。精心组织见习教学、实习教学和综合提高阶段的教学安排，以及实习前强化训练、学生上下点、各课程各阶段考试等工作。研究编制包括临床理论教学、见习教学、实习教学、考试等环节的标准和规范。

5. 改进和加强临床技能考核 临床基本技能系列考试，包括诊断学、外科手术学、临床技能学。临床专科基本技能系列考试，包括临床见习结束后进行强化训练，对其临床专科基本技能进行操作考试。临床专科技能系列考试，实习期间，每个科室要求学生写一份完整病历，并经带教教师批改；按照实习守则的要求严格进行各科出科考试。临床技能多站式考试。在实习结束综合考核中带回 10 份完整病历以供评阅。

（三）南华大学医学基础实验教学中心建设实践

南华大学医学基础实验教学中心建设与发展经历了历史积淀、全面建设与创新发展三个阶段。

1. 历史积淀阶段（1958～1998 年） 学校自 1958 年创办以来，适应不同时期的人才培养要求，不断加强实验教学工作。先后建立了人体解剖学教研室技术室、局部解剖学教研室技术室、病理学实验室、组织学与胚胎学实验室、医学生物学实验室、生理学实验室、病理生理学实验室、药理学实验室、医学微生物学实验室、医学免疫学实验室、寄生虫学实验室、诊断技能实验室、影像诊断技能实验室和外科手术学实验室等教学实验室。为克服各课程分立实验室的种种弊端，1984 年，学校经过充分论证和准备，根据学科课程的特点，整合了生理学、病理生理学及药理学等课程的实验教学资源，在国内率先成立了"三理"实验室，开始了实验教学改革的探索与实践，积累了宝贵的经验。此阶段，"改革实验室建设和管理模式，拓宽和强化实验室职能"获国家教委优秀教学成果二等奖（1993年），同时，医学基础实验相关课程组织学与胚胎学（1988年）、医学微生物学（1988年）、药理学（1992年）先后成为湖南省重点课程；病理生理学成为湖南省重点学科及硕士学位授予点（1986年）。

    2. 全面建设阶段（1999～2003年）　为进一步改善实验教学条件和提高仪器设备的利用率，合理配置教学人员，有利于学生学习的系统性和完整性，1999年，我们以管理体制改革为先导，转变教育观念，打破原学科间的壁垒，遵循"学科融合、交叉整合"的原则，对原有的医学基础实验教学课程进行了科学的优化整合，删减传统验证性实验，增加跨学科综合实验，成立了人体形态实验中心（融合系统解剖学实验室、局部解剖学实验室）、显微形态实验中心（融合组织学与胚胎学实验室与病理学实验室）、机能学实验中心（融合生理学实验室、病理生理学实验室与药理学实验室）、病原生物学实验中心（融合微生物学实验室、免疫学实验室与寄生虫学实验室）以及临床基础教学中心（融合外科总论与手术学实验室、诊断学实验室）5个教学中心。2000年，为加快教育教学改革进程，优化实验教学资源配置，强化对实验教学改革及实验室建设与管理的统一领导，在资源共享理念的指导下，将上述5个教学中心转变为5大功能实验室，相应成立了医学基础实验教学中心。中心实行校、院两级管理和主任负责制，人、财、物相对独立。学校加大投入，新建了实验用房，增添了先进教学仪器设备，进一步改善了实验教学条件；同时调整充实了中心的师资力量，推进了教学内容、方法和手段的改革，初步构建了"一体化、多模块，分层次、开放式"的医学基础实验创新课程体系。此阶段，《机能学》《显微形态学》创新实验教材在国内率先出版发行；显微形态实验室和机能学实验室先后成为"湖南省普通高等学校基础课教学合格实验室"；病理学与病理生理学、药理学为湖南省"十五"及"十一五"重点学科，人体解剖学成为湖南省重点建设课程；2003年，《综合性医学机能实验教学改革研究与实践》《适应医学教育需要，创建一流实验中心》分别获得湖南省优秀教学成果奖一等奖、三等奖。

    3. 创新发展阶段（2004年至今）　为了适应新时期高等医学教育向开放型、综合型、创新型和个性化方向发展，充分体现以学生为中心、教师为主导的全新教育思想，增强学生的综合竞争力，在前期工作的基础上，按照省级及国家示范实验室的建设要求，以世界医学教育联合会提出的《医学教育国际标准》为参照，以我国制定的《中国医学教育本科标准》和《教育部、财政部关于实施高等学校本科教学质量与教学改革工程的意见》为依据，坚持"以人为本、德术并重"的理念，注重"五个结合"即教学与科研结合、理论与实验结合、基础与临床结合、仿真与实训结合、经典与现代结合；突出"三个转变"即基础验证向综合应用转变、规定性实验向自主性实验转变、传统型实验向开放型实验转变；贯彻"一个渗透"即人文渗透，进一步深化了实验课程改革。此阶段，中心下属实验室先后被评为"中央与地方共建高校实验室"、"湖南省普通高等学校基础课示范实验室"、"湖南省普通高等学校实验教学示范中心"，并获得相关专项建设资金和学校专项配套建设资金2300万元，为医学基础实验教学质量提供了有力的保障；主编的《病原生物学实验教程》、《人体寄生虫学实验教程》、《局部解剖学实习指导》、《临床技能学》、《临床技能实训教程》等多部实验特色教材出版发行；自主开发的《病原生物学教学与考核网站》、《人体寄生虫学实验多媒体课件》、《病理学多媒体教育软件》、《外科手术学CAI课件》及《临床技能教学》等分别获得国家及省级多项奖项；药理学、医学微生物学、病理生理学、病理学、临床技能学先后被评为"湖南省精品课程"；中心下属的病原生物学教学团队被评为"湖南省普通高校优秀教学团队"；《加强基础实验室建设，提高投资效益，培养创新人才》、《教学科研互动，促进教研室与实验室建设》于2006年分别获得湖南省优秀教学成果二等奖和三等奖。

经过多年的改革与建设，南华大学医学基础实验教学中心已发展成为教育理念先进、实验设施完善、实验装备精良、教学体系科学、实践教材系统、队伍结构合理、师资力量雄厚、管理水平较高、改革特色鲜明的现代化开放式实验教学中心。

（四）南华大学医学虚拟仿真中心建设实践

1. 发展历程　南华大学医学虚拟仿真实验教学中心建设经历了三个阶段。

第一阶段（2000～2003年）：整合平台，奠定基础。合并建校后，为适应办学规模、专业结构、人才培养定位发展变化的需要，整合课程实验教学资源，在湖南省"双基"实验室的基础上，形成病原学、机能学、显微形态实验教学中心，于2002年和2003年获批为中央与地方共建基础实验室，并成为湖南省基础课示范实验教学中心。

第二阶段（2004～2010年）：扩充功能，提高效益。2003年，开展机能学虚拟仿真实验；2005年，将人体血管三维可视化模型应用于人体解剖实验教学；2006年起，将胃癌数字化切片初步用于病理学实验教学。2005年，临床技能实验中心获批为中央与地方共建基础实验室，2008年和2010年，临床医学专业实验中心和临床医学专业基础实验中心获批为中央与地方共建特色优势学科实验室。

第三阶段（2011年至今）：虚拟仿真，促进教学。2010年，以已有省级基础课示范实验教学中心和省部共建医学实验教学中心为基础，组建南华大学医学虚拟仿真实验教学中心。围绕虚拟仿真实验教学的资源、管理和共享平台、队伍、中心管理体系等方面开展建设与改革，取得阶段成绩。2015年，被批准为湖南省医学类虚拟仿真实验教学中心建设单位。2015年，入选国家级虚拟仿真实验教学中心。

2. 建设目标　将中心建设成为适应医学专业人才培养需求、面向校内外开放、校企共建共管、教学科研相长的具有教学、培训、科研、服务等功能的高水平虚拟仿真实验教学中心。

3. 建设思路　以资源建设为核心，平台建设为基础，队伍建设为关键，制度体系建设为保证，更好发挥虚拟仿真实验教学中心的示范作用。

4. 建设现状　中心按照医学类专业人才培养目标定位，形成了"一个目标、两个结合、五个平台"的教学体系。一个目标：培养学生的实践能力和创新精神。两个结合：基础知识学习与临床技能训练相结合；虚拟仿真与现实操作相结合。五个平台：形态学数字化实验平台，机能学实验平台，病原生物学与免疫学实验平台，临床技能仿真训练实验平台，临床思维拓展实验平台。

5. 主要特色　构建了课程-教材-课件-软件整体优化的实验教学资源；建设了形态-病原-机能-临床技能有机整合的实验教学平台；突出了基础-临床-技能-思维协调发展的实践能力培养。

（五）南华大学临床技能综合培训中心建设实践

南华大学临床技能综合培训中心于 2012 年 11 月通过评审，获批为国家级大学生校外实践教育基地。

1. 功能定位和建设思路　南华大学临床技能综合培训中心遵循医学教育规律，以学生为本，以基本临床技能为重点，以提高临床技能操作水平为目标，在安全的临床技能教学环境中和规范的临床实践环节中进行临床技能训练，融知识传授、临床操作能力和临床思维能力培养、素质提高于一体，培养具有较强临床动手能力、交流能力、团队合作能力和一定创新能力、适应社会发展需要的高素质医学人才。中心以培养医学生临床技能、创新能力和提高教学质量为宗旨，以临床技能教学改革为核心，以教学资源开放共享为基础，以高素质教学队伍和完备的教学条件为保障，依托多学科优势和特色，参照国内外先进的大学生校外实践教育基地管理运行经验，按照"临床技能教学大平台"建设的思路，树立卓越理念，把中心建设成为校院协作关系紧密、组织机构健全、管理制度完善、师资队伍优秀、实践条件先进、教学内容科学、教学方法高效、多专业校内外共享的高水平临床技能综合培训中心。

2. 提升教师素质能力的具体措施　合理稳定临床教师队伍规模，以提升教师队伍素质和能力水平为重点，以省级优秀教师、优秀教学团队的不断涌现为标志，持续加强了临床教师队伍建设。措施包括：设置附属医院专职临床教师；加强临床教师入职教育；加强临床教师培训提高；加强青年教师的培养与提高；建立教师职业发展平台；加强师德医德建设；发挥评价激励作用；实行双向交流轮值制度等。

3. 推进培养内容与方法的优化　以国家医学教学标准为最高范本，以执业医师考试为最高参照，以"医德高尚"、"医术精湛"为最高追求，在已经开设的临床基本技能和临床专科技能项目的基础上，进一步优化临床技能培训内容和方式方法，切实提高培训教学效果和临床教学质量。

（1）依据《本科医学教育标准——临床医学专业（试行）》和《中国医学生临床技能操作指南》，不断优化技能教学内容，修订和完善临床技能训练大纲和考试大纲，按照全国高等医学院校大学生临床技能竞赛的范围将考点内容分配到相关临床科室中进行重点培训，组织专家制订了最新临床技能培训操作评分标准。把握临床技能"规范"要求，充实人文技能培养内容，注重临床批判性思维和终身学习能力的培养，关注沟通与协作意识的养成，使之更加契合标准要求，更加兼顾国家考试大纲要求，切实提高临床技能培养水平。

（2）及时把临床技能的新进展引入实际教学，更好反映临床发展的新动向，重视学生的主体地位，关注个性发展，调动学生学习的积极性、主动性和创造性。深入实施以问题为基础的教学法、标准化病人模拟教学法、临床实习学生互评法等教学方法，巩固完善多媒体教学法，达到融知识传授、能力培养、素质教育于一体的教学目的。

（3）重点完善"见习前临床基本技能过关考核—实习前临床基本技能综合考核—实习期间临床专科技能出科考核—实习末期临床技能多站式综合考核"的四段式临床技能考核体系，注重形成性与终结性评价相结合，积极探索以能力为导向的学生评价方法，加强临床思维能力、临床人文技能评价。

4. 加大建设方案实施的保障力度　根据建设方案，以充实数量、提高质量、充分运行、发挥效益为原则，进一步加强临床培训条件建设。多种途径筹措建设经费；改善临床技能培训场所；充实更新教学设备设施；积极推进南华大学附属第一医院临床技能综合培训基地改善工程计划。

（六）研究生校外实践基地建设实践与探索

1. 明确适宜的遴选条件　实践基地是对高校研究生培养主体的重要补充，在培养应用能力、考评整体质量和分担教育成本方面具有不可替代的作用。基于这一定位，遴选专业学位研究生校外培养基地可以考虑3个方面的条件。

（1）生产规模和技术实力适应培养需求。作为基地的企业其核心技术和管理内涵应当与某一个或某一类专业学位研究生培养对口，具有一定的先进性和行业代表性。特别是具有行业或领域比较知名的技术骨干和管理专家，专业技术队伍结构较好，整体实力较强。具有国家、地方或行业认定的研发机构。

（2）企业效益和企业文化适宜培养需要。作为基地的企业其规模和效益应当与承担的研究生培养规模相适应。企业决策层具有与学校一致的价值观和社会责任感。对企业承担研究生实践性培养工作的重要性有恰当的明确的认识，能够统筹协调生产、科研、教育之间的关系。企业文化体现出重视技术革新，尊重知识、尊重人才，将人才培养作为一种长效投资，把为社会输送人才作为一种社会责任。

（3）生活设施和服务能力适合培养需要。作为基地的企业在具备为研究生进行生产实践与科研训练场所和设施的同时，还应当具备用于研究生的生活设施条件，能够为研究生实践活动提供必需的生活保障。其中食宿、交通是重要的考量因素。基地具有较强的经费支持力度及其较灵活的保证形式。

2. 采取灵活的建设模式　提供和保障开展实践的条件，建立多种形式的实践基地，这是教育主管部门的总体要求。根据"联合"、"合作"的基本思路，可以采取4种模式。

（1）联合办班培养研究生。高校所在区域或服务行业中一些中大型企业需要继续深造的技术人员数量较多，高校可以直接接受企业的委托或通过与企业联合办班来培养研究生。这类研究生培养目标非常明确，学校在授课内容上可以提高针对性。以这种模式构建的研究生培养基地，学校可以定期派教师到企业授课，或组织教师团队到企业进行研究生开题考核及论文答辩等工作。研究生在原工作单位不脱产就能够完成课程学习和学位论文工作，同时还可以结合自己的论文课题研究，帮助企业解决实际生产过程中遇到的问题。

（2）订单培养研究生。订单式培养是指在研究生招生时，企业向学校提出用人计划及培养要求，学校根据企业的特别要求，为企业培养个性化人才。订单式招收的研究生在学校修完课程，完成培养方案规定的相关培养环节后，到提出订单的企业进行科技训练和生产实习，在实践中完成学位论文的科学研究。这种模式可以使提出订单的企业通过研究生在实地的表现实施考察与培养，从而获得适合企业需要的个性化人才。

（3）合作开展科技研究。根据企业发展需求，或由企业向学校提出攻关课题，或根据高校教师到企业走访了解到的企业生产中遇到的难题，高校结合自身的专业特长开展相关课题研究。专业学位研究生可以在导师的指导下，到合作科研攻关的企业去开展相应的课题研究，同时完成研究生的实践训练和学位论文。由于这类课题来源于企业，又在企业生产条件下完成，其研究成果可以直接应用于生产，转化为生产力，能够有效地促进科技成果的转化与现实应用。

（4）联合申报研究生工作站。研究生工作站是由企业申请设立、出资建设并引入高校研究生团队开展技术研发的机构，是企业与高校产学研合作的重要平台，也是高校研究生培养的重要实践基地。研究生工作站所在企业为研究生提供科研训练场所设施以及经费支持，为研究生创造自由宽松的研究环境；高校研究生和指导教师则可以为企业提供技术咨询和研发指导，开展技术培训等工作。企业通过建立研究生工作站与高校合作，帮助自身攻克技术难题，开发新技术、新产品，推广新工艺，从而提高市场竞争力；高校研究生通过在企业的生产实践，增加社会经验，增长实践应用能力和创新能力。

3. 维护稳定的运行状态 专业学位研究生实践基地遴选是前提，建设是关键，而维持是难点。在国家政策不断利好的环境下，高校作为培养主体更应当积极作为。

主动寻找合作企业。学校可以通过举办行业会议、区域会议或到企业调研等形式，主动与企业接触，了解企业需求，充分发挥教师的专业特长，积极为企业排忧解难，设立横向合作课题，为开辟实践基地做好准备，为实现动态稳定创造条件。

持续提供技术支撑服务。学校对已经建立的实践基地要积极维护，建立沟通机制，持续为企业提供必要的技术支撑与服务支持。

共建管理机构。学校设立相应的实践基地管理机构，成立领导小组，与企业联合成立管理委员会，签订研究生培养的专项合作协议，制订管理章程，明确学校、企业双方的责权利，保障基地长期稳定运行。

南华大学发挥共建平台作用和董事会机制作用，与核工业四大央企、一批三甲医院和行业领先的科研院所建立了人才培养和科学研究紧密的协作合作关系，从中遴选建设了 10 余家专业学位研究生实践基地，并建立年度联谊会制度和两年一次的实践教学工作会议制度，确保培养工作有序有效进行。

第三节 师资能力保障

在高等学校步入内涵式发展道路以来，教师队伍的建设换挡提速，成效明显：数量不断充实，结构不断改善，教学能力整体提升。这为实施"卓医计划"奠定了重要基础，提供了根本保证。

一、教师教学能力基本认识

（一）高校教师教学能力的一般认识

从狭义上讲，高校教师教学能力隶属于心理学范畴，即指在教学活动中教师顺利完成教学工作并直接影响教学活动效率和效果的个体心理特征。从"能力"的产出结果来思考，"能力"具有一定的质量和效率取向。教学活动本身既要以个体的一般智力作基础，又要借助于特殊能力来体现。因此，就高校教师的教学活动而言，"教学能力是以一般能力（智力）为依托，通过特殊能力表现出来的一般能力与特殊能力的结合"。高校教师教学能力"是由教师个人的智力和智慧以及从事高等学校教学工作所需的知识、技能建构而成的一种职业素质"，它由多种单项能力构成，因而"具有整体性、开放性和发展性等特点"。

（二）高校教师教学能力结构的三维分析

从理论上探讨高校教师教学能力，应从教育学、心理学和社会学三大维度诠释并建构其多维结构：教学认知能力为教学设计能力提供心理基础；教学组织能力是教学操作能力在教学过程中的具体体现；教学研究能力与教学监控能力相互影响，延伸至课堂之外的教学交往能力以及教师自我教育能力，又为教学的顺利进行提供必要的保障。

1. **教育学角度**　高校教师的教学能力主要包括教学设计能力、教学组织能力以及教学研究能力。具体而言，教学设计能力是指在开展教学活动之前，教师为授课而精心准备、有效地安排教学内容的能力。与此相关尤其要注意以下几点：明确教学目标；选择及解读教材以及教学内容的加工与创新；讲究教学策略；实施教学评价等。

教学组织能力是指教师在安排好教学内容的基础上，运用多种媒介和渠道有效地组织教学的能力。它包括语言组织能力、多媒体操作能力以及运用科研成果的能力。其中，语言表达和多媒体操作是组织教学的传统与现代的两条重要渠道。此外，由于高校教师在从事教学活动的同时还有一定的科研任务，将诞生于实践的最新科研成果与课堂教学相结合，是组织教学应该具有的特色。

教学研究能力，是指偏重教学实践应用层次的研究能力。具体做法是有意识地在教学过程中以研究者的眼光去发现问题，运用现代教学理论和科学研究方法创造性地解决问题。高等教育正在经历着深刻的变革，教学本身就具有许多值得研究的课题。科学研究是神圣的学术活动，教学研究同样是兼具理论和现实意义的研究活动。亲临教学一线的教师在掌握规律、促进教学等方面责无旁贷。因此，教学研究能力将逐渐成为现代大学教师的极具开发潜能的核心能力之一。

2. **心理学角度**　教学活动自始至终贯穿着师生的心理活动，从心理学角度解构大学教师的教学能力，它以演绎和解构为基础，把教师的教学能力视为思想品格、心理特征、行为规范和道德准则的综合体现，这些因素将在今后的教师职业生涯中起决定性的作用。因此，教师从教后的教育能力，是以其心理素养、道德素养和语言素养三个方面为基础的。从心理学角度诠释高校教师的教学能力，可以归结为三大类：教学认知能力、教学操作能力和教学监控能力。

教学认知能力，主要是指教师对教学目标、教学任务、学习者特点、教学方法与策略以及教学情境的分析判断能力，主要表现为：分析掌握教学大纲的能力、分析处理教材的能力、教学设计能力，对学生学习准备性与个性特点的了解判断能力等。在教学能力结构中，教学认知能力是基础，它直接影响到教师教学准备的水平，影响到教学方案设计的质量。

教学操作能力，主要是指教师在实现教学目标过程中解决教学问题的能力。从教学操作的手段或方式看，这种能力主要表现为：教师的言语表达能力，如语言表达的准确性、条理性、连贯性等；非言语表达能力，如言语的感染力、表情、手势等，它是维持课堂教学必不可少的工具；选择和运用教学媒体的能力，如运用教具的恰当性。从教学操作活动的内容看，这种能力主要包括：呈现教材的能力，如恰当地编排呈现内容、次序，选择适宜的呈现方式等课堂组织管理能力，如学生学习动机的激发，教学活动形式的组织等；教学评价能力，如及时获取反馈信息的能力，编制评价工具的能力等。

教学监控能力，是指"教师为了保证教学的成功，达到预期的教学目标，而在教学的全过程中，将教学活动本身作为意识的对象，不断地对其进行积极主动的计划、检查、评价、反馈、控制和调节的能力，这是教学能力诸成分中最高级的成分，它不仅是教学活动的控制执行者，而且是教学能力发展的内在机制"。教学监控能力的实质是对教学过程的自我意识和调控。

3. 社会学角度　随着教育在社会大系统中地位的提升，特别是大学从社会的边缘走向社会的中心，我国学习化的社会正在逐步成型，因此，高校教师在教学中的角色扮演也在发生变化，教师教学能力的社会功能日益增强。站在社会学的高度剖析高校教师教学能力的结构，应该着眼它的时代特征。高等教育系统是整个社会大系统的组成部分，它不能脱离社会环境而独立存在，依靠社会环境中的政治、经济、科学技术、文化等因素而提高和发展。高等教育与社会的这些因素之间进行物质、信息和能量的交换，不断从社会环境中得到人、财、物的支持。从社会学角度来看高校教师教学能力，主要体现为促进班级的集体参与、相互作用及构建和睦关系的能力，另外还有在课内外对学生个人做出适当反应的能力，唤起学生兴趣、刺激其卷入学习和配合教学的能力，教师继续自我教育能力以及适应国际化、信息化等社会变化的实际能力等。

从教育学、心理学和社会学三大角度剖析高校教师的教学能力，有利于全面把握其复杂的结构。事实上，不同角度所阐述的大学教师教学能力，是相互交织、相互融合的。教学认知能力为教学设计能力提供了心理基础；教学组织能力是教学操作能力在教学过程中的具体表现；教学研究能力与教学监控能力相互影响。这三个角度从三个既有区别又相互交织的侧面，建构成高校教师教学能力的多维立体结构。

二、教师素质能力建设实践

（一）南华大学师资队伍建设规划与措施

1. 制订实施教师队伍建设计划　学校坚持实施"人才强校"战略，在"十一五"、"十二五"均制订师资队伍建设规划，明确教师队伍建设的阶段性目标，努力改善教师队伍结构，促进教师职业发展。到"十二五"末，教授、副教授占专任教师总数的比例＞50%，具有博士学位的教师占专任教师总数的比例＞30%。

近年来，学校根据"十二五"发展目标和人才资源变化情况，出台了《南华大学青年英才支持计划实施暂行办法》、《南华大学博士及海外人才引进计划实施暂行办法》、《南华大学蒸湘学者计划实施暂行办法》、《南华大学高水平拔尖人才引进实施暂行办法》，这些办法经推进实施，取得了初步成效，对于稳定、吸引、培养、提升高水平教师队伍正在发挥积极作用。

2. 对新入职的教师进行岗前培训 根据教育部《高等学校教师培训暂行细则》、《高等学校教师岗前培训教学指导纲要》等要求，采用网络授课与集中面授相结合方式对新入职的教师进行岗前培训。学习内容包括：爱国爱校教育，职业道德与师德师风，教师礼仪；科研、教学、管理、医疗技能与素质培训以及《高等教育学》、《高等教育心理学》、《高等教育法规概论》、《高等学校教师职业道德修养》、《高校教师教育教学技能》等科目培训。

3. 对青年教师进行教学基本功培训 学校采取集体培训、以老带新、教研活动、教学比赛等多种方式提高青年教师的教学能力。对教学经历不足 3 年，年龄在 35 周岁以下的在岗教师进行培养培训，提高其职业道德修养、现代教育理论水平和基本教学技能。青年教师通过导师指导，学习了解听课、备课、编写教案或讲义、试讲、辅导、答疑、批改作业、实验与实习等教学环节的基本要求和相应规范，了解教学管理和运行的规章制度，掌握教学计划基本结构、课程构成和教学基本方法，知晓学校确立的人才培养目标、规格要求和办学定位。举办教学能手、教案、多媒体课件等比赛，提高青年教师的教学能力。举办英语培训班，提升留学生教育的师资水平。

4. 鼓励和支持青年骨干教师在职提升学位层次 制订了教职工在职攻读博士学位管理办法，明确了支持措施和奖励规定。对在职攻读博士学位的医学教师，给予相应奖励。

5. 成立教师发展中心 联合人力资源处通过专家报告、专题研讨等形式以及网站、内部刊物等载体，开展多样活动，对全校教师进行现代教育理念、理论、技能以及教学方法等方面的培训，帮助教师树立先进的教育理念，掌握科学的教育理论和各种行之有效的教学方法与技能。

6. 支持教师开展学术交流和出国访学 学校制订教师出国进修管理规定，创造条件支持教师积极开展国内外、校内外访学、学术交流；鼓励教师参加国内外学术会议；支持教师参加国内、国际和区域性的学术团体及担任相关职务。鼓励教师承办各类学术会议，学校为承办会议提供便利和支持；鼓励教师作为访问学者在本学科领域进行国内外交流。学校每年安排一定数量资金资助青年教师出国学习交流。

7. 构建教师教学沟通交流平台 一方面，学校和医学院每年安排一定经费，支持骨干教师、辅导员和教学管理人员外出考察学习，参加各类教学工作研讨会，如全国"医学与人文"高峰论坛，全国基础医学教学改革论坛，全国综合性大学医学教育研讨会，全国医学教育学术会议等。另一方面，学校和医学院先后邀请医学教育专家，就全科医学、PBL 教学、形成性评价等医学教育教学改革的重要方面进行了报告、讲座，医学教师、教学管理人员积极参加，了解医学教育改革发展趋势，学习并探讨教改新路径新方法。

8. 建立实施责任教授制度　学校出台《南华大学责任教授队伍建设与管理暂行办法》，为每个专业、全校性公共基础课设置了责任教授岗位，明确规定了责任教授的基本职责、聘期目标、聘期待遇及考核办法，由责任教授组建教学团队，明确团队工作目标，给予工作经费，实行年度考核与任期届满考核。

9. 重视发挥督导专家的作用　学校成立教学督导团，学院成立教学督导组。通过督导专家的教学检查、听课评议等方式，督促教研室认真组织试讲预讲，严格执行集体备课制度，发扬传、帮、带优良传统。督导专家参加教师晋升职称的课堂教学质量评价，对教师职称评聘发挥重要的业务把关作用。

10. 构建实施教学和科研激励政策

（1）教学绩效奖励：学校制订教师教学工作业绩考核办法，从教学工作量、教学效果和教学改革与研究等方面对一线教师进行考核，并推行相应的奖惩制度，与教师职称晋升、岗位聘任、教学评优挂钩。各附属医院和教学医院建有本院的教师教学工作业绩考核办法，细化教师教学能力要求，突出教学效果，激励教师积极参与教学工作。学校制订并实施教学名师、教学能手等评选办法，形成评选制度。2009～2015 年，校本部和附属医院、教学医院共有 157 位教师获得校级教学奖励，包括教学名师、教学能手、课堂教学竞赛优胜者、公共基础课程教学板书比赛优胜者等，对于引导教师提高教学水平发挥了积极作用。

（2）科研绩效奖励：学校制订科技工作奖励办法，对科研成果、专利等进行奖励；在校长奖励基金管理办法中设立了科技奖励项目，对科研立项、学术论文发表、学术专著出版等进行奖励。学校力求做到教学、科研和服务业绩等效评价，认可、支持和鼓励教师协调开展有价值的业务活动。

（二）南华大学专业学位研究生培养队伍建设探索与实践

1. 理清校外导师职责　校外导师是在专业学位相关的企事业单位或职能部门等实践性培养主体中按照一定标准和程序所遴选的兼职导师。其主要职责是负责培养专业学位研究生理论与实践相结合、主观认识与客观经验相结合、实用性与抽象性相结合的能力和水平。具体要求包括参与实践过程、项目研究、课程学习与论文撰写等多个环节的指导工作，以发挥不同学科领域的专家、学者和实践领域有丰富经验的专业人员的作用，克服高校自身条件限制，共同培养高质量的专业学位研究生。

校外导师的重要作用体现在 4 个方面：①共同制订人才培养方案，尤其是社会实践课程的实施方案，明确课程目标和管理办法；②有效落实实践培训基地，使研究生的实践内容和企事业单位或相关职能部门的实际需求相对接，既能够提供研究生理论结合实践的实施场所，又能够满足实际部门的相关需求；③全程监控社会实践效果，专业学位研究生深入实践单位从事具体业务工作或进行项目研究开发，都需要导师对其进展和结果进行全程跟踪和详细评价；④积极推进专业学位研究生教育与行业执业资格考试的衔接，使专业学位研究生教育成为部分行业执业资格考试的前提，或者使专业学位逐渐成为相应职业岗位（职位）任职资格优先考虑的条件之一。

2. 构建校内校外导师结合机制　构建校内专业学位研究生导师的跨学科结合机制。专业学位的跨学科、开放性特点，要求其导师队伍的组成依托多个二级学科、多个一级学科甚至多个学科门类，以发挥其各自的优势和智慧，完成授课、指导论文和实习实践，参与完成人才培养目标定位、培养方案制订、课程建设及条件建设等工作。这与学术型研究生培养主要依托某个二级学科有明显不同。跨学科结合可以从虚实两方面采取措施。"虚"的方面，就是要建立健全规章制度，在研究生工作指导办法、培养方案制订原则、二级学院绩效考评、导师绩效考评等制度中，明确校内专业学位研究生导师跨学科组建的要求及其激励与约束措施。"实"的方面，就是筹建专业学院，打造专业学位研究生教育的骨干队伍；建立相应的专业学位研究生教学管理机构、质量监控机构和教学资源统筹建设的主体；形成以专业学院专职教师为主，校内相关教师、实践领域高级专家参与的教师队伍体系；在学院层面建立专业学位研究生教学工作的组织主体；建立跨二级学科的教学组织委员会，负责专业学位研究生培养方案的制订、课程建设、资源建设等工作。

构建校内外专业学位研究生导师的开放性结合机制。绝大部分专业学位都需要高校之外的兼职教师和实践实习基地作为培养的基础条件，需要实践领域专家和机构实质性参与，具有开放性的特点。在国家规定的硕士专业学位授权点师资条件和实践条件中，30个专业学位需要一定比例的来自实践领域的兼职教师，33个专业学位需要具有丰富实践经验和相当专业实践成就的教师，32个专业学位需要在相应实践领域具有稳定合作关系、能够为大部分专业学位硕士研究生提供社会实践与专业教学的场所。相比之下，学术型硕士、博士研究生培养条件中对此没有明确要求，不是必要条件。校内外开放性结合，需要确立"指标性"要求和"互补性"原则。各专业学位研究生培养点，根据自身特点和特色，量化和具体化导师队伍校外专家要求，建立可操作的指标。根据培养点所确定的人才培养目标，分析校内已有导师的知识、技能、素质特点，以"互补"为原则，寻找校外单位的适宜导师对象，开展导师的学术性、实践性交叉培训，实现导师队伍整体能力水平的静态互补和动态提升。同时，还要制订调动校外导师积极性的有效措施。通过多管齐下，促使专业学位研究生导师在数量规模上、能力水平上、时间精力上真正满足"双导师"制度的要求。如临床医学专业学位研究生培养实行导师与亚专业轮转时的指导教师共同负责模式，以保证研究生在毕业时达到本专业高年住院医师所具备的临床综合能力。

南华大学根据专业学位研究生导师队伍建设的务实性要求，制订了专业学位研究生导师遴选办法，调整了条件规定，对校内外导师进行了资格重新审定，强调并支持跨学院、校内外结合形成导师团队，在一定程度上增强了导师队伍培养工作的整体适应性和高效性。

（三）南华大学五年制临床医学专业卓越计划项目师资队伍建设进展

1. 明确了教学团队建设思路　设置专业责任教授、基础与临床大类课程群责任教授、主干课程责任教授岗位，以核心课程群为基础，以课程责任教授和青年骨干教师为主要成员构建教学团队，按照"结构合理、乐教本科、改革意识强、教学质量高"的目标培育优秀教学团队。团队成员树立"人文素质为先、临床能力为重"的专业教学理念，坚持培养具有高尚的医德、精湛的医术、丰富的人文素养、强烈的社会责任感、较强的创新精神的临床医学专业人才。

2. 明确了团队结构改善重点　加大国内外引进力度，改善学缘结构；推进青年教师博士化，改善学历结构；注重基础与临床结合，改善知识技能结构。

3. 明确了健全团队运行与激励机制的基本思路　实行责任教授、承担本科教学任务基本定额、教学事故一票否决、教研教改项目成果与科研项目成果同等对待等制度；实施博士科研启动基金、归国人员科研启动基金、青年教师科研扶助基金等科研支持计划；实现责任教授制度、教书育人制度、绩效考核制度的改革创新，坚持和完善教学奉献奖励、师德标兵奖励、青年教师教学比赛奖励、优秀教师与教学名师评选奖励等教学激励制度，促进教师静心教书、潜心育人。

（四）南华大学全科医学卓越计划项目师资队伍建设进展

1. 明确了全科医学复合型师资队伍建设路径　吸引一批热爱全科医学事业、在临床学科中有一定建树的专家，经过必要的全科医学知识培训后充实到师资队伍，将现行团队合作式教学形式的师资队伍逐渐过渡到全科复合型师资队伍。

2. 梳理了教师教学技能培训制度　实施面向教学实践、以解决现实教学问题为导向的教师岗前及在岗培训模式，以名师示范、现场教学、案例研讨等形式提升教师教学专业化水平。同时，实施渗透现代教育思想和理念的教育培训。

3. 提出了教师考核评价机制创新思路　坚持科研工作考核与教学工作考核并重，科研成果评价与教学成果评价并重，由数量考核为主向以质量考核为主转变，实施多主体评价，激励教师将教学与科研紧密结合，全面提高学科专业方面的学术水平和教学学术水平。

4. 提出了优秀教师奖励表彰制度改进措施　设立多种形式的教学单项奖，鼓励教师加强教学改革研究与实践，在教学的某一或某些方面出特色、出亮点；设置基础课和专业主干课教学荣誉奖，引导教师创建教学品牌；加大对品德高尚、为人师表的师德模范的宣传表彰力度，营造立德树人的育人环境。

5. 提高了临床教学医院教师教学能力 严格兼职教授的聘任程序，不仅使带教教师的身份正式化，有成为教师一员的荣誉感，而且能让其进一步明确职责、权利与义务，使其行为规范化，从而自觉提高教学意识。对于带教教师的培养，采用走出去、请进来等方式加强培训，学校定期组织各临床教学医院的管理人员、骨干教师到学校脱产集中培训，积极开展教学观摩、示范性教学、试讲等活动，以提高带教教师的教学水平。另外，学校利用每一次下点检查实习的机会，组织授课经验丰富的教师到各临床教学医院开展示范性授课等教学活动，主动帮助临床教学医院提高带教水平。

第八章 地方大学培养卓越医学人才的重点探索

"卓医计划"设置了五年制临床医学、临床医学硕士专业学位研究生、拔尖创新医学人才、面向农村基层的全科医生等4类人才培养模式改革试点项目，2012年第一批批准125所高校进行试点，其中，五年制临床医学人才培养模式改革试点72所高校，占到一半多。地方大学在五年制卓越医学人才培养中担负着重要使命，对创新卓越医学人才培养模式肩负着重要职责。结合卓越医生教育培养改革的初步实践，对医教协同、临床能力培养和自主学习等3个重要问题进行探索和讨论。

第一节 院校教育阶段医教协同的机制探索

2014年，教育部等6部门颁布了《关于医教协同深化临床医学人才培养改革的意见》（教研[2014]2号），明确了指导思想、总体目标、主要举措和保障措施，提出到2020年，基本建成院校教育、毕业后教育、继续教育3阶段有机衔接的具有中国特色的标准化、规范化临床医学人才培养体系，要求院校教育质量显著提高，毕业后教育得到普及，继续教育实现全覆盖。院校教育阶段是临床医学人才培养的首要环节，具有基础地位，探讨医教协同机制在这一阶段的功能定位、系统构成等问题，对于全面落实医教协同机制要求、充分发挥医教协同机制作用，具有重要意义。

一、院校教育阶段医教协同的主体要素及其功能定位

医教协同中"医教"是医疗卫生系统和教育系统的简称，主要包括卫生主管部门、教育主管部门、高等医学院校、临床教学基地4个主体。

（一）高等医学院校

高等医学院校在医教协同系统中处于中心地位，是运行系统中的中枢环节，既要接受来自卫生和教育系统的政策信息并提供反馈信息，又要围绕临床医学人才院校教育阶段的培养改革做出总体设计，并落实校内的改革建设任务，还要与临床教学基地密切联系，发出"工作"信息并接受反馈信息。

（二）卫生主管部门

作为临床医学专业人才使用的行业主管，卫生主管部门提供规模、结构与质量需求，集中反馈医疗卫生机构的意见与建议，参与高校培养方案设计，讨论培

养目标定位、基本要求确立和课程体系构建等核心问题，体现医教协同深化临床医学人才培养改革的"落脚点"要求，即建设一支人民群众可以信赖的合格的临床医师队伍，早日实现医改目标，从根本上解决群众看病就医问题，长久惠及人民健康要求。

（三）教育主管部门

作为高等教育的行业主管，教育主管部门提供教育教学政策措施、专业办学指导和专门项目支持，组织教育教学评价，引导教学质量监控，把为卫生事业发展培养更加适应需求的临床医学专业人才作为教育教学改革的重要出发点，充分反映医学教育特点，遵循医学人才成长规律，培养高素质多层次临床医学人才。

（四）临床教学基地

临床教学基地在医教协同系统中处于"基层"地位，是运行系统中的"基础"环节，既要接受来自卫生主管部门的政策信息并提供反馈信息，又要接受来自高等医学院校的"工作"信息并提供反馈信息，自身还要结合实际，围绕实践教学环节的培养质量，制定制度措施，发挥"落地"作用。

在医教协同过程中，高校要充分用好卫生和教育两个政策资源，充分发挥自身与基地两个积极性，围绕培养合格临床医师队伍这个共同目标，在宏观上进行人才规划制订、政策措施制订；中观上进行培养目标调适、培养模式创新、培养体系优化；微观上进行培养方案与课程体系优化、教学内容与方法创新、教学条件改善。教育和卫生主管部门、高校和临床基地等4个主体共同担当使命，齐心协力，推进临床医学人才培养改革不断深化。高校积极构建促进医教协同的新机制，把教育和卫生行政部门在教学改革与质量工程建设、临床基地规范建设、教学工作评估等方面的政策规定转化为教学制度措施，促进师资水平的提升、教学管理的规范和教学条件的改善；学校和教学基地对应设立并不断充实教学管理机构，配套建立并不断完善教学运行机制，共同保证并不断加大教学经费与资源投入，促进临床医学专业人才培养任务的全面落实。

二、院校教育阶段医教协同机制的系统构成

"协同"是指协调两个或者两个以上的不同资源或者个体，协同一致地完成某一目标的过程或能力；"机制"指一个系统中各元素之间的相互作用的过程和功能。在"医教协同机制"这一大系统中包含若干子系统，各子系统通过不同维度的协同，产生预期的协同效应。根据实际经验和文献分析，在"医教协同机制"这一大系统中主要包含4个子系统。

（一）动力机制

深化院校教育改革，提高人才培养质量，包括建立临床医学人才培养与卫生计生行业人才需求的供需平衡机制，深化五年制临床医学专业本科生培养改革，推进临床医学硕士专业学位研究生培养改革，探索临床医学博士专业学位人才培养模式改革，推进临床医学高职（专科）人才培养改革。实现这些改革目标都需要有强大的动力。动力来源于如下两个方面。

1. 外部动力　外部动力就是要办好人民满意的教育和卫生事业，更好地适应社会发展需要。维护亿万人民的健康，必须建设一支规模宏大、群众信赖的医务人员队伍，必须通过改革，达成医术精湛、医德高尚的培养目标。

2. 内部动力　内部动力就是要遵循医学人才成长规律，培养高素质临床医学人才。医学教育周期长、分阶段细、连续性强，培养合格临床医师必须更加注重临床实践训练，体现医教相长、学以致用，经过"5+3"培养，完成从步入医学殿堂到成长为合格临床医师的完整过程。

（二）投入机制

1. 教育主管部门投入　教育主管部门的投入体现在临床医学专业的生均拨款标准处于较高水平并逐步提高，体现在专业改革、课程建设、团队建设、实验平台建设、教学基地建设等专项建设计划或工程持续立项，并使经费投入强度不断加大。

2. 卫生主管部门投入　卫生主管部门的投入主要是政策支持，制订政策措施，支持临床教学基地每年将业务纯收入的一定比例用于教学，保证教学运行、教师教学津贴与奖金、学生管理与补贴、教学条件改善等需要，支持教学基地建设教学用房、购置教学设备设施。

3. 高等医学院校投入　高等医学院校投入总体上保证上级拨款专款专用，并足额配套；30%以上比例的学费收入用作本专科业务费、教学差旅费、教学仪器维修费和体育维持费；根据各大类专业特点制订教学经费安排标准尤其是临床实践经费标准，使临床医学专业处于较高水平；对临床教学基地在教学用房建设、教学设备配置方面适当直接投入。

4. 临床教学基地投入　临床教学基地的投入要在每年的业务纯收入中安排一定比例用于教学，并细化用途，如教学仪器设备、教具、模型、模拟、仿真、多媒体设备设施购置；教学场所、学生生活和文体场所改造维修；教材、参考书、图书资料购置；教师培训学习、会议交流、考察参访等差旅费、资料费；对学生的生活补助、补贴；对学生的文体设施购置改善；教师的教学津贴、奖励、补助、教研项目资助等。

（三）激励机制

1. 政府激励　全面落实《意见》要求，包括积极推动完善医疗技术劳务价格、人事分配等相关政策，改善医生职业发展前景，多途径切实提高卫生计生岗位吸引力。完善基层和急需紧缺专业岗位卫生计划生育人才收入分配激励约束机制，向全科医生和到中西部农村地区就业的人员倾斜。通过学费补偿、助学贷款代偿等措施，吸引临床医学专业毕业生到中西部、基层医疗卫生机构就业。面向农村地区的订单定向免费医学教育毕业生，参加住院医师规范化培训、助理全科医生培训的时间可计入基层服务时间。

2. 校内激励　对担任全科医学人才培养任务的教师适当提高课时酬金比例，对参加住院医师规范化培训的时间计入教师的基层服务时间，列为职称晋升的认可条件。对选择到中西部、基层医疗卫生机构就业的临床医学专业学生，学校应当加大助学、奖学力度。

（四）协调机制

卫生和教育主管部门建立定期会商制度。如四川省卫计委与教育厅联合成立医学教育宏观管理协调小组，建立医教协同合作平台，定期共同研究和磋商医学教育和人才培养重大问题。

1. 卫生和教育主管部门建立临床教学评估制度　例如，湖南省教育厅建立优秀实习教学基地评定制度；湖南省卫生厅（现为卫生计生委）建立临床基地教学工作评估制度，明确教学基地的遴选条件和教学工作的评估条件。卫生主管部门通过协同沟通，对教学基地布局、等级水平和开放床位更好满足临床教学需要，形成调控作用。

2. 学校和基地建立定期会议制度　例如，南华大学从 1999 年起建立了每 2 年召开一次临床教学工作会议和附属医院院长联谊会议的制度，传达学习上级文件精神，交流工作经验，解决现实问题，部署阶段工作，为临床教学建设、改革与运行提供观念引导和条件支持。

3. 学校建立临床教学基地优秀教师评聘评选制度　例如，南华大学对教学基地每 2 年开展一次优秀教师和优秀教育工作者评选；每年举行一次青年教师讲课比赛或多媒体课件制作比赛。

4. 学校建立董事咨询制度　例如，南华大学 2012 年成立董事会，湖南省科技厅、卫计委领导是常务董事成员，来自地市级综合性医院、妇幼保健院、疾控中心的 37 位领导是董事成员，他们对办学规模、专业设置、培养方案等方面提供咨询指导。

综上所述，医教协同是一项系统工程，无论是机制构建还是效应体现都还需要探索与实践。通过政府部门政策支持和项目引导、高校深入探索与积极实践、教学基地加大投入规范教学，医教协同必将产生显著效应，也必将在推进卓越医学人才培养中发挥重要作用。

第二节　加强临床能力培养的举措探索

2012年，南华大学作为一所地方大学获批为教育部、卫生部卓越医生教育培养计划第一批试点高校，承担了五年制临床医学人才培养模式改革试点项目和全科医生人才培养模式改革项目。通过分析现状、梳理文献，认为地方大学卓越医学人才培养应把临床能力强化放在突出位置，构建良好机制，采取切实措施，扎实提高毕业生的临床能力水平。

强化临床能力既要强化临床职业素质养成，又要强化临床诊疗能力培养。临床职业素质包括职业精神与素养、团队合作能力等，临床诊疗能力包括临床技能与医疗服务能力、医患沟通能力等。加强医教双主体协同是强化临床职业素质和临床诊疗能力培养的基本路径和有效保障。

一、以医学人文教育为抓手，推进临床职业素质渐进式养成

（一）导论课程引导

南华大学创建了《医学人文素质教育导论》课程，在临床医学专业第一学年开设，并主编出版了配套教材。该课程通过课堂讲述，配合开展社会实践和专题讨论，使学生认识到医学人文素质培养的特殊必要性、现实紧迫性和长期艰巨性，并为学生领悟医学人文素质的内涵与要求，掌握并自觉运用医学人文素质培养的主要途径和方法，促进自身的人文素质水平不断提升，发挥切实的指导作用。自2010年课程开设以来，深受广大学生欢迎，被确立为南华大学精品建设课程。

（二）医院早期认知

全面实施"医学人文早期医院感受"活动。临床医学专业全体学生从一年级起，利用课余时间，有计划有组织地进入医院，通过门诊急诊导医、病房陪护、查房跟随体验等形式，了解医务人员在医院中的角色及相关工作，了解病人对于医务人员所能提供服务的期待和诉求，要求书写感受体验报告，并以小组为单位制作PPT讲述感受活动心路历程和收获。每年有600多名学生通过参加此项活动，尽早感受了医学人文内涵，强化了医学人文自觉，为其职业素质养成奠定良好的基础。

（三）特色实践感悟

突出专业特点，开展特色第二课堂，将第二课堂开展与医学生职业精神培育

有机结合起来。近年来，形成了以"白天鸽"医改先锋队、青年志愿团等社团组织为骨干，"红丝带防艾"、"红帽伴夕阳"医疗义诊、"希望之星"爱心支教、青年志愿者"爱心进社区"等为载体的第二课堂品牌，"献出青春热血，抗震救灾，支援雅安"，"一段延续19年的爱心接力故事"，"传递'关艾'拥抱"，"学生'大夫'下乡"等优秀实践活动先后被新华社、人民日报、中国教育报等媒体报道。通过特色社会实践活动，丰富了职业精神教育内涵，使医学生职业素质教育更具实践性和操作性。

二、以临床技能和临床思维为重点，推进临床诊疗能力规范性培养

（一）丰富优质资源

推动临床技能创新课程转型升级，建设临床技能优质教学资源。以《本科医学教育标准》为指南，以临床能力培养为主线，从临床技能实践教学的整体出发，有机融合内、外、妇、儿、五官临床各种基本技能的理论与实践，重构课程内容，建立了《临床技能学》创新课程，保证了临床技能培养五年不断线，使学生所学知识和技能融会贯通，更加贴近临床、贴近应用。2009年，该课程成为国内第二门以"临床技能"命名的国家精品课程。在此基础上，利用现代网络教育技术推动课程转型升级，进一步完善制作了临床技能教学的137个授课和示教视频录像、145个演示文稿、63个教学课件、121个习题作业、95个媒体素材等一批优质教学资源，全部上网，开放共享，2013年，该课程成为国内第一批临床技能类国家精品资源共享课，为更多学生受益提供了条件，同时也促进了临床技能学省级教学团队、临床技能省级实践教学示范中心的形成。

（二）规范统一标准

推广临床技能竞赛，规范统一临床能力培养标准。以参加全国高等医学院校临床技能竞赛为契机，在校内形成"临床基本技能竞赛-临床综合技能竞赛"的赛事组织格局，每年举办一次，竞赛内容贯穿临床思维、团队合作、沟通能力、人文关怀、创新能力等，在参赛组织过程中，小班培训全覆盖，教学医院全参加，并扩大培训基数，层层筛选，使训练经验、训练内容、训练条件扩大到更宽受益面。与此同时，总结竞赛培训经验，编写并在人民卫生出版社出版了临床技能培训专用教材《临床技能与临床思维》，从实训临床技能与临床思维角度出发，详尽列出了临床医学教育本科阶段医学生所必须掌握的73项临床技能的操作规程、常见并发症的处理和临床情景实例与临床思维分析，系统阐述了临床技能操作的标准要求以及临床思维要点，并附有56项规范操作视频，该教材已作为临床特色教材，在本校医学生全面使用，同时也被国内多所高校采用。通过临床技能竞赛的

内涵导向，强化了临床技能训练的核心地位，建立了科学化、标准化临床技能训练体系，规范了临床模拟辅助教具的标准，实现了临床实践能力教学标准的统一，保证了医学生和教师的实践教学质量。

（三）改进考核评价

探索实施临床能力形成性考核评价，确保临床能力培养质量。适应"卓医计划"中提出的考核方法要建立形成性和终结性相结合的全过程评定体系，结合执业医师资格考试要求，重点改进临床能力考核的内容和方式，将各项考点内容全面落实到见习、实习各阶段，建立和完善"临床基本技能考核—临床见习技能考核—临床实习出科技能考核—临床技能多站式考核"的分段递进式临床技能考核体系。在完善实习记录、临床操作、教学查房、出科鉴定等评价方式的基础上，探索实施了观察学生临床综合能力和素质的微型临床演练评估（Mini-CEX）、操作技能直接观察（DOPS）等形成性考核评价手段。2014 年，教育部临床医学专业认证专家对此给予了肯定。

三、以增强合力强化保障为目标，推进医教协同常态化运行

医学院校必须主动与社会及政府的卫生相关部门加强联系和交流，争取各方面对人才培养的支持。系统总结以往与临床教学基地密切联系的成功经验和运行机制，以系统论、协同论原理为指导，以人才培养目标为导向，构建医教协同常态化运行机制，增强临床医学专业教育办学合力，为临床能力培养提供有力保障。

（一）合力打造优秀基地平台

在湖南省卫生主管部门的支持下，遵循"优势互补、资源共享、互惠互利、共同发展"的原则，与省内外一批大型综合性医院建立了临床医学人才共育平台，形成了以 4 家直属型附属医院为核心、7 家协作型附属医院（教学医院）为重点、23 家实习医院为补充的优质临床教学资源体系，并且在获得多个湖南省优秀实习教学基地的基础上，又逐步建成了国家级大学生校外实践教育基地、国家级虚拟仿真实验教学中心、全国执业医师实践技能考官培训基地、湖南省住院医师规范化培训基地、全科医师培训基地。

（二）联合培训临床教师队伍

学校有计划地开设培训班，向临床教师介绍教学规范、方法和手段，讲授学科新进展、新知识，解读教学新观念、教改新思路、教学管理新要求。近 10 年来，累计培训临床教师 1200 余人次，教师在接受培训中提高了教学能力。学校是全国和全省多种培训基地，近年来累计培训学员和考官 2300 余名，一批临床教师在承担培训中提升了自身的教学水平。广大临床教师通过多种途径提升自身的教学能

力水平，对保证临床能力培养发挥了关键作用。

（三）共同保障临床教学质量

建立健全医教协同工作机制，保障临床教学有序、规范、高效。坚持实施每两年一届的临床教学工作会议、附属医院院长联席会议制度，成为交流工作经验、解决现实问题、部署阶段工作的重要平台，发挥了统筹协调作用。发挥医教协同机制作用，推动专业教学改革深入实施，接受湖南省卫计委的委托，起草制定了《湖南省临床教学基地教学工作评估指标体系》，为各基地深化教学改革、加强条件建设、规范教学管理，提供依据和引导。学校和教学基地对应设立并不断充实教学管理机构，配套建立并不断完善教学运行机制，共同保证并不断加大教学经费与资源投入，促进了临床教学任务的全面落实。

目前，承担了"卓医计划"试点项目的高校在临床能力培养、职业素质教育、医教协同实施等方面都面临深化改革的重任，都着力于实施对策的系统优化，力求克服热情高、思路大与措施虚、效果小的不协调问题，相互借鉴，共同推动临床医学专业人才培养迈向更高质量、更高水平，培养出让人民群众更加满意的卓越医生。

第三节　推进自主学习方式的路径探索

自主学习（autonomous learning）是与传统的接受学习相对应的一种现代化学习方式，是以学生作为学习的主体，学生自己做主规划、设计、选择、实施，通过阅读、听讲、研究、观察、实践等手段，使自己在知识与技能、方法与过程、情感与价值等方面得到改善和升华的行为方式。推进自主学习方式，对于促进医学教育改革、培养卓越医学人才，具有重要的现实意义。推进自主学习方式，需要以正确认知为基础，全面把握要求，构建适宜路径。

一、培养医学生自主学习能力的背景与意义

（一）强化自主学习的背景

1. **本科医学教育全球标准要求**　世界医学教育联合会（World Federation for Medical Education，WFME）的《本科医学教育全球标准》指出："学生在毕业时应该具备的能力和在毕业后培训中需具备的能力之间的联系应具体化。毕业生能力的测定及相关信息应作反馈意见用于完善教育计划。对医学认识及医疗实践的能力包括对基础、临床、行为和社会科学的知识与理解，其中包含与医疗实践相关的公共卫生、人口医学及医学伦理学；态度及临床技能（诊断确定、操作程序、交流技能、疾病治疗与预防、健康促进、康复、临床思维及问题解决）；以及进行

终身学习及在职进修的能力。"

2. 全球医学教育最低基本要求　国际医学教育专门委员会（Institute for International Medical Education，IIME）的《全球医学教育最低基本要求》指出，"要加强自我调整的能力，认识到不断进行自我完善的重要性和个人的知识和能力的局限性，包括个人医学知识的不足等。"这两个全球标准都明确提出医学本科生应达到具有独立、自我引导学习能力及终身学习能力的培养要求。

3. 医学教育质量改进全球标准要求　世界医学教育联合会颁布的《本科医学教育质量改进全球标准（2012 年修订版）》，在"引言"、"宗旨"和"教育结果"中都提出了培养医生终身学习的能力、培训医生应用新信息技术的能力的目标要求。

4. 本科医学教育标准要求　教育部、原卫生部关于印发《本科医学教育标准——临床医学专业（试行）》的通知（教高[2008]9 号）中指出，"医学院校必须积极开展以"学生为中心"和"自主学习"为主要内容的教育方式和教学方法改革，注重批判性思维和终身学习能力的培养，关注沟通与协作意识的养成。"2016 年修订版提出，要"树立自主学习、终身学习的观念，认识到持续自我完善的重要性，不断追求卓越"。

5. 国家教育规划要求　我国 2010 年 7 月出台的《国家中长期教育改革和发展规划纲要》中强调，"着力提高学生的学习能力、实践能力、创新能力，教育学生学会知识技能，学会动手动脑，学会生存生活，学会做人做事，促进学生主动适应社会，开创美好未来。鼓励学生利用信息手段主动学习、自主学习，增强运用信息技术分析解决问题的能力"。

6. "卓医计划"要求　2012 年教育部、原卫生部《关于实施卓越医生教育培养计划的意见》（教高[2012]7 号）指出，"教育教学方法，积极开展以学生为中心和自主学习为主要内容的教育方式和教学方法改革，推行启发式、探究式、讨论式、参与式教学，倡导小班教学、小班讨论。"

（二）强化自主学习的意义

1. 培养自主学习能力是适应临床医学人才培养体系的需要　从培养阶段看，临床医学人才培养需要经过院校教育、毕业后教育和继续教育 3 个连续阶段，每一个阶段的培养目标的完成都离不开自主学习的支持。在院校教育阶段，人才培养方案规定的 50 多门教学课程，就有 10 多门的选修课程。选修课程的课堂教学时数安排较少，而教学内容并不减少，这就需要学生通过自主学习才能完成教学任务，达到教学目标。完成第二课堂的教育目标，同样离不开自主学习能力的支持。从教学方法看，在第六章所述教学方法中，无论是 LBL、PBL，还是 TBL、CBL，都有一个预习、准备环节，完成预习和准备任务，需要查阅文献、整理文献、提炼问题、解释问题，这就涉及自主学习的策略和方法，更涉及自主学习的动机和态度。在毕业后教育和继续教育阶段，教师或导师的培养方式与院校教育发生改变，学习的内容刚性变小，弹性变大；教师或导师见面学时变少，自主安排增多；培养进度的计划性变小，灵活性变大；学习场所资源的配置性变小，自筹性变大。适应这些变化，学会自主学习十分必要。如果医学毕业生不愿、不会、不能自主学习，要完成这一系列的学习和培养任务，则是完全不可能的。

2. **培养自主学习能力是适应医学学科特点的需要**　对医学的学科特点有不同的归纳，可从以下方面来认识：①医学是生命科学体系的重要组成部分，其他生命科学成果为医学提供了生理、病理状态划分的基础，医学的研究成果则反馈于生命科学。因此，医学不是孤立的，而是生命科学体系的重要组成部分。②医学的进步同其他学科密不可分，其他领域，如物理、化学乃至哲学、社会科学的成果都往往能够推动医学向前发展。③由于时代的发展和科技的进步，医学本身发生了很大变化，临床医学正在向着更深更细的领域分化，同时又在向着更加综合的方向发展。④由于医学服务的对象是人，兼具生物性和社会性，所以，医学也具有自然科学及社会科学的性质，在医学人才培养中专业技术和职业素养同等重要。从这些特点分析中可以看出，培养临床医学人才，需要的学科知识繁复，学习周期几乎伴随终生，成为良医、名医，更是任重道远。在这一漫长而艰辛的过程中，具备自主学习能力至关重要。因为自主学习的动机、信念、目标、计划、监测、调节、策略、方案、技巧等，恰恰能够为及时、足够学习和掌握医学学科知识与技能，培养正确而丰富的职业素养提供有力支撑。

3. **培养自主学习能力是适应医生职业发展的需要**　首先，医生职业发展的起点是取得执业医师资格证，成为合法的医生，这需要在规定的时间内参加考试，按照大纲进行复习准备，希望一次性获得通过。随后，或者与取得执业医师资格证同时，要参加住院医师规范化培训，甚至参加专科医师规范化培训，必须完成规定的培养环节和培训内容。第三，在一定的时间段，要取得专业技术职称，从初级、中级到高级，大致是每5年上一个台阶。这当中的评审条件明确而严格，竞争性很强。按期达到评审条件，并且具备很强的竞争力，就必须拥有课题、论文、著作、专利、成果，做到数量足够，水平很高。第四，成为名医、专家、学者、导师，需要丰富的岗位胜任能力，并站在学科前沿，清晰了解学科发展成就，具有创新、传授、指导、交流的突出能力。完成这"四步走"的职业发展路线图，具备自主学习能力同样至关重要。

二、培养医学生自主学习能力的基本路径

（一）把握自主学习特点

自主学习强调培育学生强烈的学习动机和浓厚的学习兴趣，从而进行能动的学习。因此，"自主学习"这一范畴本身就昭示着学习主体自己的事情，体现着"主

体"所具有的"能动"品质；学习是"自主"的学习，"自主"是学习的本质，"自主性"是学习的本质属性。学习的"自主性"具体表现为"自立""自为""自律"三个特性，这三个特性构成了"自主学习"的基本特征。

1. 自立性　每个学习主体都是具有相对独立性的人，学习是学习主体"自己的"事、"自己的"行为，是任何人不能代替的。每个学习主体都具有自我独立的心理认知系统，学习是学习者对外界刺激信息独立分析、思考的结果，具有自己的独特方式和特殊意义。每个学习主体都具有求得自我独立的欲望，是其获得独立自主性的内在根据和动力。每个学习主体都具有"天赋"的学习潜能和一定的独立能力，能够依靠自己解决学习过程中的"障碍"，从而获取知识。学习"自立性"的这4层涵义是相互联系、有机统一的。具有独立性的学习主体，是"自主学习"的独立承担者；独有的心理认知结构，是"自主学习"的思维基础；渴求独立的欲望，是"自主学习"的动力基础；而学习主体的学习潜能和能力，则是"自主学习"的能力基础。可见，自立性是"自主学习"的基础和前提，是学习主体内在的本质特性，是每个学习主体普遍具有的。它不仅经常地体现在学习活动的各个方面，而且贯穿于学习过程的始终。自立性是"自主学习"的灵魂。

2. 自为性　学习主体将学习纳入自己的生活结构之中，成为其生命活动中不可剥落的有机组成部分。学习自为性是独立性的体现和展开，它内含着学习的自我探索性、自我选择性、自我建构性和自我创造性四个层面的结构关系。因此，自为学习本质上就是学习主体自我探索、自我选择、自我建构、自我创造知识的过程。①自我探索往往基于好奇心。好奇心是人的天性，既产生学习需求，又是一种学习动力。自我探索就是学习主体基于好奇心所引发的，对事物、环境、事件等的自我求知、索知的过程。它不仅表现在学习主体对事物、事件的直接认识上，而且也表现在对"文本"知识的学习上。文本知识是前人或文本作者对客观事物的认知，并非学习主体的直接认识。因此，对文本知识的学习，实际上也是探索性的学习。通过自我探索而求知、认知，这是学习主体自为获取知识的方式之一。②自我选择性是指学习主体在探索中对信息的由己注意性。外部信息只有经学习主体的选择才能被纳入认知领域；选择是由于被注意，只有经学习主体注意的信息才能被选择而被认知。因此，学习是从学习主体对信息的注意开始的。而一种信息要引起注意，主要是由于它与学习主体的内在需求相一致。由内在所求引起的对信息选择的注意，对头脑中长时记忆信息的选择、提取、运用从而发生的选择性学习，是自为学习的重要表现。③自我建构性是指学习主体在学习过程中自己建构知识的过程，即其新知识的形成和建立过程。在这过程中由选择性注意所提供的新信息、新知识，是学习的对象。对这一对象的学习则必须以学习主体原有的经验和认知结构为前提，而从头脑中选择提取的信息是学习新信息、新知识的基础。这两处信息经由学习主体的思维加工而发生了新旧知识的整合和同化，使原有的知识得到充实、升华、联合，从而建立新的知识系统。因此，建构知识即是对新信息、新知识的建构，同时又包含了对原有经验和知识的改造和重组；即既是对原有知识的保留，又是对原有知识的超越。④自我创造性是学习自为性更重要、更高层次的表现。它是指学习主体在建构知识的基础上，创造出能够指导实践并满足自己需求的实践理念模型。这种实践理念及模式，是学习主体根据对事物发展的客观规律、对事物真理的超前认识、对其自身强烈而明确的内在需求，从而进行创造性思维的结果。建构知识是对真理的认识，是对原有知识的超越；而实践理念模式则是以现有真理性知识为基础，并超越了它（即对事物真理的超前认识）。这种超前认识是由明确的目标而导引的创造性思维活动，在这种活动中，学习主体头脑中的记忆信息库被充分地调动起来，信息被充分地激活起来，知识系统被充分地组织起来，并使学习主体的目标价值得到了充分张扬。可见，不管是探索性学习、选择性学习，还是建构性学习、创造性学习，都是自为学习重要特征的显现，也是学习主体获取知识的途径。从探索到选择到建构、再到创造的过程，基本上映射出了学习主体学习、掌握知识的一般过程，也大致反映出其成长的一般过程。从这个意义上说，自为学习本质上就是学习主体自我生成、实现、发展知识的过程。

3. 自律性 自律性即学习主体对自己学习的自我约束性或规范性。它在"认识域"中表现为自觉地学习。自觉性是学习主体的觉醒或醒悟性，对自己的学习要求、目的、目标、行为、意义的一种充分觉醒。它规范、约束自己的学习行为，促使自己的学习不断进取、持之以恒。它在"行为域"中则表现为主动和积极。主动性和积极性是自律性的外在表现。因此，自律学习也就是一种主动、积极的学习。主动性和积极性来自于自觉性。只有自觉到自己学习的目标意义，才能使自己的学习处于主动和积极的状态；而只有主动积极的学习，才能充分激发自己的学习潜能和聪明才智而确保目标的实现。自律学习体现学习主体清醒的责任感，它确保学习主体积极主动地探索、选择信息，积极主动地建构、创造知识。

综上所述，"自主学习"就是学习主体自立、自为、自律的学习。学习的自立性、自为性和自律性是学习自主性的三个方面的体现，是"自主学习"的三个基本特征。其中，自立性是自主学习的基础，自为性是自主学习的实质，自律性则是自主学习的保证。这三个特性都说明了同一个思想：学习主体是自己学习的主人，学习归根结底是由学习主体自己主导和完成的。承认并肯定这一思想，对于改革矫正曾有的诸多不合理的教育教学手段、模式，从而探索创立崭新的教育教学手段、模式，无疑具有特别重要的现实意义。

（二）健全教学管理制度

从我国高等医学教育现状看，要营造一个有利于自主学习的宽松而自由的教学环境，必须对现行教学管理制度进行全面而深入的改革。要在贯彻整体优化、少而精的原则基础上，积极推进课程教学内容、体系、方法及考试方式等方面的配套改革，协调好课内与课外、理论与实践、教与学等方面的关系。建立健全教学管理制度，为培养学生的自主学习能力提供制度保证。

1. 掌握制度依据　要学习理解文件精神，以确保制度的正确方向。教育主管部门在不同时期就加强医学教育工作提出了指导性意见，对培养自主学习能力既有原则指导，又有具体要求，方向性强，因此，要认真学习这些文件，理解精神实质，指导本校的具体工作沿着正确的方向不断推进。要开展现状调查，以提高制度的针对性。学习、创建评价指标体系，对本校医学生的自我设计、自我控制、自我评价、自主发展以及自主创新等方面的情况进行调查，真实了解学生的自我动机、学习信念、制订学习目标及计划、自我监测及调节、获取及处理信息、交流合作等方面的能力。

2. 推行学分制　学分制教学管理模式为医学生自主学习提供了制度保障，学生在一定程度能够自由决定学什么、如何学习、向谁学习、在哪儿学习。

3. 调整课内课外学时安排　通过在专业人才培养方案当中适度调整学生修业总学分，缩减课程门数和课堂讲授的学时数，并强化实验、见习、实习和课外活动等在促进自主学习中的作用，为学生自主学习提供时间、创造机会。

4. 优化课程设置　开设《大学生自主学习》课程，介绍自主学习的基本理论、基础知识和基本技能，以讲座为主要的教学形式。尝试分层分类教学，支持和鼓励学生的交叉复合培养。应按专业特点有选择地设置公共基础课，切忌面面俱到；增加专业课程的教学比重。对于内容相似的课程，应协调教师的授课内容，避免因不同课程讲授相同的内容而造成时间的消耗。加强研究型、综合型实验教学，为学生创新能力培养提供更多的实践机会。

5. 科学设计考试评价体系　当前实行的考试评价体系还不够科学，考试评价标准、内容、方式、方法等导向有所偏差，考试的标准和难度设置偏低，较多注重对教材内容的记忆，不太注重对知识的融会贯通和问题解决能力的考核，难以提高学生自主学习能力和创新能力。因此，必须改革考试评价体系，使考试的导向、激发、诊断、监控等功能综合发挥作用，促进学生自主学习能力培养与综合素质发展。要强化淘汰机制，激发自主学习动机；改革考试评价内容和方式，促进自主学习方式转变；加强形成性评价，提高自主学习的认知和监控能力。建立长效激励机制，完善奖学金制度，做到公正评定，广泛宣传，使之真正发挥激发学生勤奋、自主、自觉学习的作用。

（三）改善教学资源平台

1. 加强资源库建设　学生个性化、差异化的自主学习，需要多种形态的学习资源支持。①纸质和电子类资源共存，除传统纸质学习材料外，如教学大纲、课件、教案、图库和学科相关数据库等，都可以以文字、音频、视频等多种载体形式呈现在网络上，让学生随时自由搜索利用，提供多样化选择。②资源的虚实结合，对于实践性非常强的临床医学专业，实践技能训练非常重要，必须为学生自主学习提供网络虚拟实践平台和实体化的实践技能操作平台。③资源的内外结合，实现外部资源和内部资源的共享、融合，扩展资源获取的渠道，特别是通过互联网与国际的交流和学习渠道。④建立自我评价的资源平台，为学生提供自我评价工具或操作系统，使其对自己的学习过程和效果进行自我评估、反馈，进而调整、改进。

2. 加强智力资源平台建设　资源平台建设不仅要提供静态的资源（硬件的设备和数据资源库），更要注重动态的、"活"的资源，即教师和学生本身也是可贵的资源，建立师生、生生互动的沟通平台，特别是通过网络，使课堂教学与课外学习联通、衔接、延续，打破师生沟通的时空限制，成为个性化指导的有效途径。

3. 加强资源管理　树立以学生为本的管理理念，提高资源管理和利用效率，加大图书馆、教室、实验室等各种实体资源对学生的开放力度；提高资源管理的网络化程度，使各种教学信息，如教学计划、课程安排、选课、教室和实验室安排、考试安排甚至作业提交和批改等都能够通过网络操作完成，各种教学计划调整更新、讲座等信息也都能通过网络及时顺畅地发布给学生，以利于学生合理安排或调整学习计划。

（四）发挥教师主导作用

1. 积极转变教育教学观念　在政策措施的引导和支持下，教师要积极改变以教师为中心的传统观念，树立以学生为中心的新观念；不仅要关注学生的成绩，还要关注学生的能力，激发自主学习欲望，培养自主学习的良好习惯。

2. 积极改革教学方式方法　巩固和完善传统的教学方法，积极创造一种更加注重启迪与引导、更加重视交流与互动、更加重视平等与尊重的教学氛围。①建立平等而分享的课堂。给予学生适当的空间和时间思考和自悟，让学生享有平等的话语权，允许质疑，包容不同观点的存在，在平等的交流与合作中实现思想沟通与碰撞，使学习带给学生愉悦和自我认同。②赋予学生选择权。给予学生对学习内容、学习方法的自我选择的机会和权利，让学生调动自己的心智参与其中，对学习具有主动权和控制权，通过自主的选择、建构、创新等过程，切实体验到自我成就感和自我效能感，增强自主意识和动机，提高自主能力。③鼓励独立思考和创新。传授知识已经不是大学教师最主要的任务，理念的引导、学习策略和思维方法的训练更为重要，要着重于情境设置、目标导向、方法训练、督促评价，在学生遇到学习困难时，适时帮助、修正、引领、启发，使学生对学习任务价值有较深的认识，激发其浓厚的兴趣和探索欲望，培养自我探索和创新精神。④注重现代教育技术与信息技术的融合。努力实施翻转课堂和混合式教学，积极学习应用 PBL、TBL、CBL 等教学方法，引导学生自主学习。⑤注意在课堂中向学生渗入正确的学习理念和方法，重视用好形成性评价，为学生提供丰富的课外学习资源，将自己的身份由知识的传授者、灌输者转变为学生学习的组织者、指导者、帮助者和促进者。

3. 充分彰显自身人格魅力 教师的人格魅力直接影响学生的自主学习能力和行为的形成。大学的专业学习系统性、理论性极强，不仅需要浓厚兴趣，还需要较强的意志力，才能使学生"自立"、"自为"、"自律"地学习。只有将兴趣转化为专业学习的信念，才能获得专业学习的持久力和克服困难的意志力。专业兴趣的培养、持久力和意志力的形成，需要榜样的力量，专业教师的作用无可替代。专业教师了解本专业的价值，清晰专业学习的难点，知晓专业学习的途径，容易与学生产生精神与心灵的沟通。教师特有的学术眼界与专业能力，充满活力和创造性的教学与科研生活，独立的精神和人格魅力，都能激发学生不断增强专业学习的兴趣，能够引导学生牢固树立专业学习的信念。教师是真实具体的，是可见可信的，因此，教师的榜样作用就更具说服力和感染力。

（五）鼓励学生积极响应

作为当代医学生，应增强自主学习意识，转变观念，重视综合能力的培养，主动发展以自主学习为基础的终身学习能力，以适应社会进步和职业发展的需要，解决"我愿"的问题。医学生要主动争取老师给予的学习指导和学习支持，追求学会学习和有效学习，掌握好自主学习的理念、方法和技巧，解决"我会"的问题。医学生要充分利用各种有利条件和机会，积极参与到自主学习的氛围中去，勇于实践，敢于创新，让自己在不断完善的制度中和不断改善的条件中受益，端正学习态度、强化学习动机、养成学习行为，提高自主学习能力，获得理想的学习效果，解决"我能"的问题。

随着我国医学科学的发展和医学教育改革的推进，充分调动医学生的积极因素，培养和提高自主学习能力，已成为提高医学教育质量的重要课题，需要不断探索，不断实践。目前，自主学习的观念不断深入人心，自主学习的条件不断改进改善，可以相信，自主学习方式不仅能够为医学生完成繁重的学业提供支持，也一定能够为医学生毕业后良好的职业发展、顺利成为人民满意的卓越医生提供强有力的支撑。

参 考 文 献

岑逾豪.2014. 本科教学中的高阶学习：问题、实践和挑战[J]. 复旦教育论坛, 12（2）：47-53.

陈利华.2010. 地方高校教师教学能力发展的思考与实践[J]. 中国大学教学, （2）：75-76.

陈丕, 黄春霞.2012. 国内外高等医学院校课程改革发展趋势分析[J]. 西北医学教育, 20（3）：456-457.

陈平.2014. 专业认证理念推进工科专业建设内涵式发展[J]. 中国大学教学, （1）：42-47.

陈学政.2010. 医学教学方法与优化[D]. 呼和浩特：内蒙古师范大学.

邓军, 李菊英, 谢自芳.2007. 浅论现代大学教学方法[J]. 大学教育科学, （1）：68-70.

段志光. 2003. 大学新生适应教育概论［M］. 北京：中国科学技术出版社.

法晓艳, 季晓辉.2011. 欧美医学教育模式对我国高等医学教育改革发展的启示[J]. 江苏高教, （5）：147-149.

方展画.2000. 罗杰斯"学生为中心"教学理论述评[M]. 北京：教育科学出版社.

耿劲松, 唐望晶, 王国华, 等.2015. 医学生自主学习能力评价指标体系的构建[J]. 中国高等医学教育, （5）：55-56.

胡畅路.2009. 军医大学临床专业八年制课程设置研究[D]. 重庆：第三军医大学.

黄晓洁.2010. 临床教师队伍建设的问题及对策研究[D]. 上海：复旦大学.

贾亮亭, 邱伟华.2012. 《弗莱克斯纳报告》与美国医学教育认证的起源[J]. 复旦教育论坛, 10（6）：93-96.

江华.2010. 临床医学课程体系改革的探索与实践[J]. 西北医学教育, 18（2）：413-415.

姜志胜, 袁中华, 张新华, 等.2013. "5+3"四段式临床医学专业学位硕士研究生培养模式探析[J]. 中华医学教育杂志, 33（3）：450-452.

姜志胜, 张新华, 田英, 等.2015. 从三个层面把握临床医学专业认证的宗旨与任务[J]. 医学教育管理, 1（2）：108-112.

李嘉曾.2008. 以学生为中心教育理念的理论意义与实践启示[J]. 中国大学教学, （4）：54-56.

李凯军, 郭丽双, 胡江平.2012. "卓越医生"的培养与医学人文教育[J]. 中国医学伦理学, 25（5）：643-644.

李恋.2014. 以学生为中心教育理念的内涵解析[J]. 黑龙江教育（高教研究与评估）, （3）：56-58.

李明.2013. 改革创新培养卓越医生[J]. 中国高等教育, （7）：17-19.

李清泉, 蒋海明.2011. 中央与地方共建高校实验室项目实施的思考[J]. 实验室研究与探索, 30（9）：191-193.

李燕, 王燕蓉, 李昭宇, 等.2011. 创新五年制临床医学专业实践教学模式[J]. 中国高等医学教育, （7）：74-75.

李志义.2014. 解析工程教育专业认证的成果导向理念[J]. 中国高等教育, （17）：7-9.

李志义.2015. 解析工程教育专业认证的持续改进理念[J]. 中国高等教育, （15/16）：33-35.

刘善循. 2000. 快乐学习法：增强情感智力的技巧［M］. 北京：商务印书馆.

刘永, 丁德馨, 姜志胜, 等.2013. 地方高校保障专业学位研究生培养质量对策探析[J]. 中华医学教育杂志, （5）：754-757.

龙汉安, 肖秀丽.2012. 《在相互依存的世界为加强卫生系统而改革医学教育》报告的启示与反思[J]. 成都中医药大学学报（教育科学版）, 14（1）：6-8.

雒保军, 史伟, 李轶, 等.2016. 卓越医生教育与中国医学教育发展的再定向[J]. 医学与哲学, 37（7A）：74-76.

马静, 杨丽莎, 梁志清.2012. 关于"卓越医师"教育培养的思考[J]. 西北医学教育, 20（2）：243-244.

马静, 岳毅刚.2014. 欧美国家医学教育体系对我国当前医学教育改革的启示[J]. 中国医学创新, 11（16）：75-77.

倪虹, 秦君芳.2013. 对"卓越医师教育培养计划"建设中培养起点的思考[J]. 卫生职业教育, 31（6）：5-7.

欧阳琳, 王云贵.2014. 大学生"五位一体"自主学习培养模式构建[J]. 中国高等医学教育, （8）：1-2.

潘懋元, 王伟廉.2007. 高等教育学[M]. 2版. 福州：福建教育出版社.

秦侠，杨金侠，杨善发，等.2006. 构建"以学生为中心"教学模式支持系统的思考[J]. 中国高等医学教育，（2）：42-43.

邱晖，许淑琴.2014. 提高大学生自主学习能力目标下高校教师角色转变[J]. 黑龙江高教研究，（1）：86-89.

任伯绪，张光明，赵静，等.2014. 论卓越医生教育与医学精英教育的关系[J]. 医学与哲学，35（6A）：85-87.

任玲艳.2012. 医学生自主学习观确立的必要性［J］. 山西高等学校社会科学学报，（5）：101.

申继亮，王凯荣.2000. 论教师的教学能力[J]. 北京师范大学学报，（1）：64.

沈骥.2015. 立足医改需求，做实三篇文章，医教协同推进卫生计生人才培养[J]. 学位与研究生教育，（1）：28-29.

史玉，李玲，朱望东.2015. "卓越医生"培养模式下师资队伍建设的探讨与评价[J]. 河北工程大学学报（社会科学版），32（4）：9-11.

世界医学教育联合会颁布，中国教育部临床医学专业认证工作委员会秘书处翻译.2014. 本科医学教育质量改进全球标准（2012 年修订版）[J]. 中华医学教育杂志，34（3）：321-324.

舒涛.2011. 努力开拓国际视野以器官系统为基础整合医学课程[J]. 中国高等医学教育，（7）：54-56.

孙宝志.2011. 实用医学教育学[M]. 北京：人民卫生出版社.

孙宝志.2015. 中国临床医生岗位胜任力模型构建与应用[M]. 北京：人民卫生出版社.

孙丹，陈季强，魏尔清，等.2010. 浙江大学基础医学整合课程建设网络保障的现状与展望[J]. 宁夏医科大学学报，11（21）：125-127.

孙根年.2002. 课程体系优化的系统观及系统方法[J]. 系统工程理论与实践，（6）：139-142.

孙钰.2010. 基于医学教育标准的本科医学人才培养研究[D]. 上海：华东师范大学.

覃晓龙.2008. 临床医学本科课程设置改革研究与实践[D]. 重庆：西南大学.

唐景莉.2014. 医教协同培养临床医师——访教育部部长助理林蕙青[J]. 中国高等教育，（23）：4-6

王道俊，郭文安.2009. 教育学[M]. 北京：人民教育出版社.

王蓉，宁超，苏天照.2015. 医学生自主学习现状及影响因素分析——以某医科大学为例[J]. 卫生软科学，29（12）：787-791.

王少良.2010. 高校教师教学能力的多维结构[J]. 沈阳师范大学学报（社会科学版），（1）：110-113.

王淑珍，肖海鹏，王庭槐.2014. 全面推进临床医学教育综合改革[J]. 中国高等教育，（15/16）：29-31.

武玉欣，朱亚鑫，曲波.2014. 医学生网络自主学习情况调查分析[J]. 高校医学教学研究（电子版），4（5）：41-44.

线福华.2005. 高等医学教育的特点及其相关问题的思考[J]. 医学教育，（3）：5-7.

谢储生.2007. 现代医学学科词典[M]. 北京：军事医学科学出版社.

谢娟，尹凯，冯聚玲，等.2014. 提升师资队伍综合实力建设促进卓越医生的培养[J]. 西北医学教育，22（4）：765-767.

许爱红.2013. 基于证据的学校持续改进[D]. 济南：山东师范大学.

杨靖.2014-12-18. 医教协同：能否破解临床人才培养瓶颈[N]. 科技日报，（7）.

叶奕乾，何存道，梁宁建.2000. 普通心理学[M]. 上海：华东师范大学出版社.

尹凯，桂庆军，文格波，等.2009. 医学生临床技能教学与考核新模式的构想与实践[J]. 中国高等医学教育，（12）：21-22.

于双成，安志国，安力彬.2012. 奠定美国现代医学教育基础的 Flexner 报告之方法学特征[J]. 中国高等医学教育，（8）：17-19.

俞方，夏强，罗建红.2011. 借鉴美国医学教育培养卓越医学人才[J]. 中国高等医学教育，（2）：3-7.

袁贵仁.2014. 深化教育领域综合改革 加快推进教育治理体系和治理能力现代化[J]. 中国高等教育，（5）：4-10.

袁振国.2004. 当代教育学[M]. 北京：教育科学出版社.

曾静.2010. 在八年制医学教育中进行系统整合课程体系改革的初步探索及反馈[J]. 中国现代医学杂志，20（22）：3516-3518.

张俐，刘波，包士雷.2015. 大学生自主学习能力培养评价体系研究[J]. 黑龙江教育学院学报，34（2）：17-19.

张勤.2014. 我国八年制医学专业课程改革研究[D]. 杭州：浙江大学.

张蔚，俞传芳，孙业桓，等.2012. 医学院校人文素质教育的现状分析[J]. 安徽医学，（1）：106-107.

张新华，文格波，张天成，等.2012. 新形势下临床实践教学基地建设与管理的应对举措[J]. 西北医学教育，20（4）：680-682.

张新华.2015. 深化教育领域综合改革背景下临床医学专业认证准备工作思考[J]. 教育教学论坛，（31）：205-206.

张新华.2016. 五年制卓越医学人才培养内涵探析及路径构建[J]. 医学教育管理，2（5）：656-658.

张云，乔敏.2006. 医学课程模式的改革与思考[J]. 中国高等医学教育，（1）：87-89.

赵江媛，王方芳，邹永杰，等.2012. 军医大学本科生自主学习评价指标体系研究[J]. 中国高等医学教育，（5）：19-20.

赵子明，陈志勇，高加蓉，等.2004. 我国临床医学专业课程设置改革的现状趋势[J]. 西北医学教育，（5）：35-36.

周建军.2015. 校院"双主体"人才培养模式改革及实践探索——重庆三峡医药高等专科学校医教协同人才培养模式改革[J]. 中国高教研究，（6）：96-98.

周润.2013. 五年制临床医学专业卓越医生培养模式构建研究[D]. 合肥：安徽医科大学.

朱红梅，韩文堂.2014. 现代大学生自主学习能力的培养[J]. 黑龙江教育学院学报，33（4）：25-27.